记录式减肥

戒掉发胖的习惯

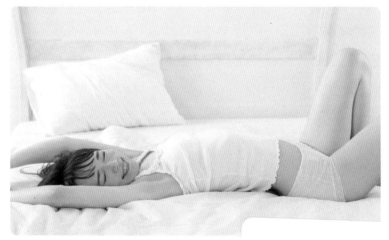

U0383883

［日］本岛彩帆里 著

吴梦迪 译

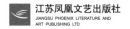

江苏凤凰文艺出版社
JIANGSU PHOENIX LITERATURE AND
ART PUBLISHING LTD

我的减肥故事

　　大家好！我是减肥顾问、美容咨询师本岛彩帆里。虽然我现在经常在社交平台和美容专栏上发布有关美容的信息，但曾经，我也是一个减肥人士，经历屡次失败、反弹后，变得非常讨厌自己。

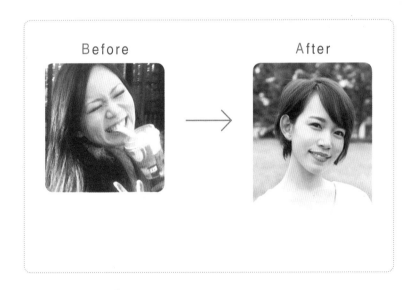

外号是"白猪"，十分讨厌自己

　　我开始意识到自己胖，是在高中时代。和朋友一起拍的照片中，只有我的腿很粗。我大受打击，自那之后就收起了想穿的衣服，只选择宽松的或长裙等能遮盖体型的衣服。

　　我非常羡慕那些随便往那儿一站就光彩照人的人，而我却因为缺乏自信，开始自虐性地扮演搞笑角色，因此有了"白猪"这个外号。从高中开始，我就多次尝试减肥。但是，因为对减肥缺乏正确的认识，每次都半途而废。当时也没有仔细去想失败的原因，只是觉得"真是够了！怎么可以这么讨厌！"并经常羡慕那些明明吃得多，却苗条可爱的人。那时的我，就是一个一天到晚自怨自艾，浑身散发着自卑情绪的女孩。

身为美容师却这么胖，
所以拒绝举办婚礼

在美容院工作之后，我开始学习减肥相关的知识。但是因为瘦身按摩是一项全靠体力的工作，非常辛苦，所以我的饮食生活变得十分紊乱。**身为美容院店长的我陷入了忽胖忽瘦的恶性循环。**我吃了很多保健品，还在下班后洗岩盘浴、练瑜伽、做昂贵的美容等，体质因此逐步得到了改善。但最重要的减肥却完全没有任何进展。因为当时我把大部分工资都花在了美容上，所以还自认为是一个美容意识很高的人……

遇到我丈夫后，在"想要变美"的动力下，我开始努力减肥，却怎么也无法达到预期的瘦身效果。甚至在谈到婚礼时，我因为"不想在别人心目中留下'新娘不漂亮'的印象"这种奇怪的虚荣心，坚决拒绝举办婚礼！虽然现在有点儿遗憾没有留下婚纱照，但当时确实觉得自己这种体型，绝对不能被别人看到。

在那之前，为了改善体质，我学习了相关知识，体重也从58kg减少到了52kg，这让我对减肥成功充满了希望。但是怀孕后，**体重又猛然增长到66kg**。辞职后，为了纾解郁郁不乐的心情，我开始寄情于食物。虽然体重减轻很困难，但增长却是一瞬间的事情。如果不是被产科医生警告"你现在太胖了，需要注意一下"，或许我的体重还会增长得更多。

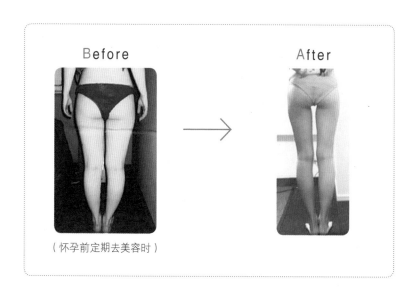

（怀孕前定期去美容时）

改变人生的产后减肥

儿子出生后，看着他的脸，我心中不由涌现出"想要成为美丽到能让儿子引以为豪的母亲""想要让儿子吃上优质的食物"等这样的想法。首先，我重新学习了营养学方面的相关知识。该吃些什么？怎么挑选？没想到，这些以孩子为出发点学习的知识，竟然跟正确的减肥知识密切相关。

对食物有了更多了解之后，不管是挑选食材，还是做饭，都充满了乐趣。饮食习惯也随之发生了改变。能够尽情享受美食之后，我对味道的感知也更加敏锐了。现在，我只要吃到八分饱，就能感觉到满足，不再怎么吃都无法满足了。

发生改变的不只是体重，我的日常体温也从不到35.5℃上升到了36.5℃左右。体寒得到了改善，也不怎么感冒了。曾经三到七天一次的排便，变成每天一两次，长满疙瘩的皮肤也变得光滑了。每个月让人疼到无法动弹的痛经也有所改善。

开始有意识地进行拉伸和核心训练后，不仅体态变好了，就连不擅长的运动也能乐在其中。适度的运动不仅有利于打造身体线条，还能增强体力。减肥带来的益处，简直不胜枚举！

减肥一年三个月后，体重从66kg降至46kg。产后减肥减掉20kg，可以说是大获成功！

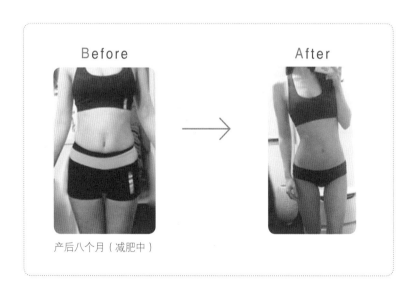

Before

After

产后八个月（减肥中）

在社交平台上发布美容和健康信息

减肥成功的2015年9月，为了帮助那些和曾经的我一样因肥胖厌恶自己、内心痛苦的人，我开始在社交平台上向人们介绍能够变得美丽、健康的减肥方法。在上传照片和视频的过程中，粉丝人数不知不觉就涨到了18万。现在，我经常收到实践了这些方法的粉丝令人欣慰的评论和留言，比如"减了6kg！""喜欢上了照镜子的感觉""对减肥有了新的认识""他们说我变漂亮了"等。

我的减肥法能帮助人们五年后、十年后仍保持健康、美丽的身体。如果仅依靠控制饮食来减重，那么随着年龄的增长，你将会和美丽渐行渐远。采用极端或错误的减肥方法，未来等着你的将会是体内循环差、肌肉量和代谢功能下降、比实际年龄显老的自己。我在美容院见过很多顾客，一夜之间突然发现自己变了样，于是慌忙前来做美容。实际上，比起发现"不妙"才开始补救，从人生中最年轻的今天开始，每天积累一点点，更能简单长久地保持美丽。

改善根本问题的"发胖习惯消除法"

在我还很胖的时候，为了减肥，我尝试过瑜伽、保健品和美容等，这些都是附加于生活之上的手段。明明很努力，体重却迟迟不见下降，这是因为没有着眼于改善隐藏在生活中的根本问题。

回想起来，当时不仅是减肥，化妆和服饰方面，我也都只想着用"加法"来应付。但是，在产后减肥期间，我发现真正的精华都是通过剔除多余的东西，即"减法"得到的。所以，无论是饮食，还是生活习惯，亦或是化妆、服饰，我都开始选择简单、优质的东西。

"生活"早已习以为常，即便自己想重新审视，也很困难。而且也很少有机会和别人逐一对比，所以往往无意中就把它忽略了。

我为很多顾客提供过美容方面的咨询，所以在重新审视自己的减肥时，我发现了很多潜藏在根基的发胖习惯。这些习惯包括思维习惯、行为习惯、选择习惯等，累积在一起，就会导致发胖，而且也是努力了却瘦不了的罪魁祸首。

如果你想要减肥成功，并在今后也一直保持美丽，那就先从找出自己的发胖习惯并加以改变开始吧！

希望购买本书的你，能够通过改变发胖习惯，让身心都焕然一新，并且更加喜欢自己。

本岛彩帆里

想要比昨天更美丽，

想要五年后、十年后，

健康、美丽地老去。

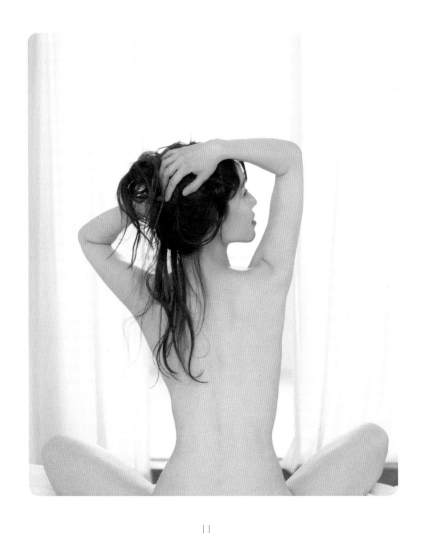

目录

&

发胖习惯检查表

在减肥成功之前，我从未想过自己的生活习惯对肥胖的影响如此之大。减肥成功之后，再去回想当时的自己，才发现自己的发胖习惯真是多如牛毛。

现在会觉得"怪不得会胖啊"，但当时却完全没能有所察觉，一直以为自己是易胖体质，所以才胖。我为减肥付出的努力，并没有带来相应的结果，这是因为我没能注意到最本质的问题，即发胖习惯，也就没采取任何对策。

减肥的最佳方法就是改变发胖习惯！我罗列出了自己在减肥和指导他人减肥的过程中发现的发胖习惯，并找到了相应的解决方法。

这个目录也是在帮你寻找减肥过程中瘦不下去的原因。首先，请你在自己符合的项目前打钩，然后看哪一章的打钩数最多。对你而言，减肥成功的巨大可能性就隐藏在这一章中！按照这本书，优先改掉你最需要改善的习惯，这样就能离你理想中的美丽更近一步。

希望你能发现减肥是一件纯粹、简单的事情。

CHAPTER 1 12种不利于减肥的饮食习惯

✓

打钩数量

/12

CHAPTER 2 8种不利于减肥的选择习惯

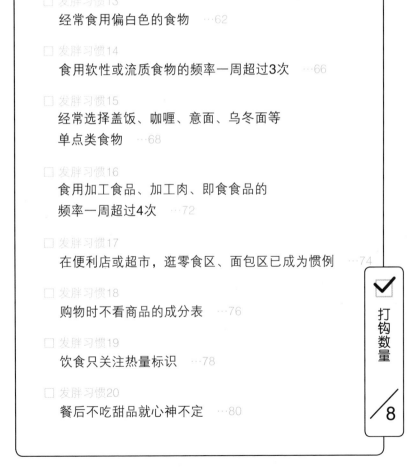

☑

打
钩
数
量

／8

打钩数量

/5

CHAPTER

4 11种不利于减肥的生活习惯

打
钩
数
量

/11

CHAPTER 5　10种不利于减肥的心理

打钩数量

∕10

※ 打钩数最多的章节，就是你减肥能否成功的关键。请务必从那个章节开始阅读。

CHAPTER

1

12种
不利于减肥的饮食习惯

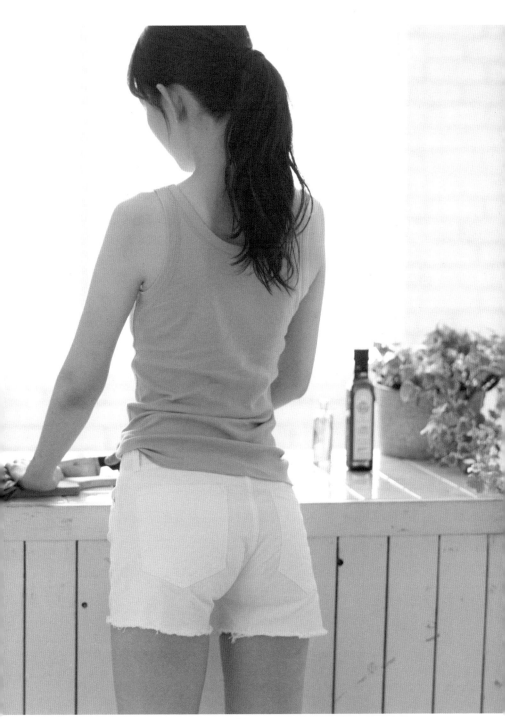

发胖习惯 **01**

觉得自己没有吃什么，却胖了

如果不客观看待减肥，就无法发现盲点

你对自己平日吃的食物有正确的认识吗？

很多人都觉得"自己没有吃什么，却胖了"，而这正是一个发胖习惯。和这样的人进一步交流后，就会发现他们经常在不自觉的情况下摄取过多的脂肪、糖分等。比如，一天要吃一次油炸食品，或三餐中有一餐是面包或意面。

除此之外，减肥还存在一些盲点。比如，每天早上都吃看上去很健康却含有大量糖分的格兰诺拉麦片，或者毫无顾虑地喝酸奶饮料、牛奶、咖啡等甜饮料，觉得这些不是米饭，所以没关系。

真的没有吃什么的话，是不会发胖的。入口食物的质量决定了身体重量。

为了找出减肥的盲点，最好先将一日三餐、零食、点心、饮料等所有吃下去的东西都罗列出来，然后再进行客观地分析。

先记录两周左右吧。请复印使用本书第157页的"饮食记

录表"，之后请使用另一本《记录式减肥：30天减肥笔记》，
或市面上卖的饮食记录本、手机上的应用程序。在记录的过程
中，我想你一定会发现自己在不知不觉中吃了很多东西。

　　请冷静地分析自己，发现发胖习惯吧！

记录之后发现减肥的过程错误累累

右边一页展示了我减肥失败时的饮食记录。

饮食以外食为主。早餐固定是三明治和面包，再搭配牛奶咖啡。从早上开始，血糖值就急剧上升，而且蔬菜也不够。午餐分量充足，并且考虑到健康，还加了沙拉。但一看食材，不难发现都是加工肉和糖分。餐后还吃了巧克力。下班时，已经饥肠辘辘。这时用营养棒和牛奶应付了一下。但这些加餐的热量已经相当于一顿正餐了。晚餐是看上去很健康的便利店山药荞麦面，但是里面含有小麦，而且维生素和矿物质的含量都很少。杯装的粉丝汤也喝得一滴不剩，可以说这一餐摄取的盐分过多。

在生活方面，不是每天都排便。晚上，因为太累，多数时候冲完澡就睡觉了。步行时间是上下班来回20分钟。到处都是添加剂的饮食习惯给身体造成了很大的负担，导致体内循环变差。

在开始记录之前，我完全没有意识到这些问题。看了笔记之后，才发现自己的生活离美丽、健康到底有多遥远。当时内心受到的冲击，现在仍记忆犹新。

减肥记录表

起床　7:00
睡觉　AM2:00

 体重　　体脂肪率
58.2 kg　30.6 %

水　1.5 L　　步行　20分钟　　健身　120分钟

卫生间　　大 0 次　　小 6 次
万事便秘 质量差

浴室　(仅冲澡) · 泡澡 ___ 分钟
一周仅泡 1~2 次澡

时间	食物 & 饮料	健身 & 美容
8:00	鸡蛋三明治 核桃面包 牛奶咖啡 300ml （一大早就忍别提升血糖值）	上班　步行10分钟 店内打扫
14:00 (便利店)	菠萝猪排蛋饭 土豆沙拉 巧克力（小袋） （糖分多，而且还有很多食品添加剂。要选择品种多的叶叶沙拉）	按摩 60分钟 × 2（有氧运动）
20:00 (便利店)	营养棒 牛奶 200ml （坚果、糖类） 多数都加入了人工甜味剂	
21:00 (便利店)	山药荞麦面 纳豆 粉丝汤 看上去很健康，但营养价值低。	回家　步行10分钟 整体上步行时间较少， 也没有锻炼操举。
22:00	保健品 保健品很难发挥功效	
AM2:00	加工食品过多 基本上也要靠加工做成闭带过去	睡觉 总是昏昏沉沉到很晚， 所以经常凌晨2点睡。

今天做得好的地方
按摩时身体出汗了。
吃了土豆沙拉。

今天做得不够的地方
吃了巧克力、营养棒。
而且整体营养不足！！！
月经前心情焦虑，皮肤粗糙

零食	理由
咖啡牛奶	月经前
巧克力	没忍住
营养棒	不是月经前 也吃很多

用餐时经常一心两用

用餐时一心两用，会在不知不觉中吃得更多

用餐时还不忘忙工作、看电视、看电脑或看手机，事实上这是一个很容易让人变胖的习惯。用餐时一心两用，注意力就无法集中到食物上，人体会不到正在进食的真实感和满足感，从而没完没了地一直吃。有人还会在不知不觉中追求味觉的变化，从甜到辣，再从辣到甜，无止境地循环，最终导致摄取过多热量。

用餐时，努力将注意力集中在吃上吧。动用五感，从味道、口感、香味、外形等各方面来品味食物，你就能体会到"饱餐一顿"的满足感。从而避免"因为嘴馋，所以要吃""因为之前一餐没吃满足，所以要吃"这样的情况，以防摄取过多热量。

自己对入口的食物要有认识，这是减肥的第一步。**前一餐的食物长什么样？味道如何？**如果脑海中无法马上浮现出答案，那么你很可能吃饭时一心两用了，没把注意力集中在食物上。希望你问一下自己："一边用餐一边做的事情，真的重要到不惜以发胖为代价了吗？"

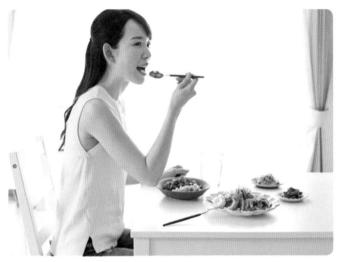

你把注意力集中在进食上了吗？

享受食物是提高用餐满足度的先决条件。所以，为了防止过饮过食，请不要在用餐时一心两用。

用餐速度比别人快

用餐快有损减肥效果

你吃一顿饭需要多长时间呢？

如果不超过15分钟，或者和多位朋友聚餐时，总是第一或第二个吃完，那么你可能就用餐过快了。

用餐快，意味着没有充分咀嚼，或是直接就着水一起咽了下去。

用餐快，会给消化带来负担。这时，酵素就会被优先用于消化。结果导致本应辅助代谢的酵素无法充分发挥其功能，影响减肥的效果。

一般认为，让饱食中枢受到刺激需要15~20分钟，所以如果你用餐快，就无法感受到八分饱的时刻。等感受到的时候，已经吃太多了。

和朋友聚餐时，用餐快的人应先观察同一桌的人，找出其中速度最慢的，然后试着配合他的速度吃。

　　最理想的咀嚼次数是30~50次，但每吃一口都要数次数不免太过麻烦。你可以将"嘴中已无嚼感""食物已成糊状"作为30~50次的判断标准。如果你有孩子，那么像婴儿辅食般的软烂程度应该更容易理解。

　　这么做之后，你的用餐速度肯定能降下来，减肥效果也会有所提升，并且用餐时还能更好地品味食物的风味。

觉得剩饭剩菜很浪费

让你发胖的就是你觉得"浪费"的食物

家人吃剩的饭菜、朋友没有碰过的饭菜等，如果餐桌上有食物残留下来，就会觉得浪费，忍不住把筷子伸过去。你是否有这个习惯呢？明明已经吃饱了，却因为"食物就在眼前"这样的理由而将剩饭剩菜一扫而光。

残留下来或者扔掉，都很浪费。我非常理解这种心情。所以，请从一开始就努力做到不留剩菜。

自从开始减肥，每次在外面用餐，我都会尽量控制点单的数量，之后根据饱腹情况，选择是否追加。

在家里，我会事先将大盘料理分盘装，每一盘都少放一点。不够时，再添加。如果有剩余，就将其作为常备菜储存起来，第二天再吃。

饭菜有剩余时，如果你会一边说着"浪费"，一边把它们吃掉，那么就需要注意了。

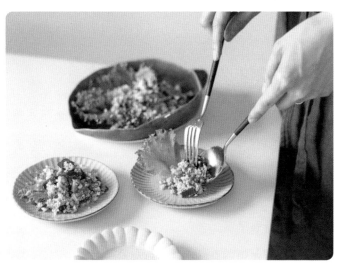

吃多少盛多少，剩下的就做常备菜

即便觉得"好像饱了"，也会继续吃的食物。为了防止吃太多，请事先
分盘装，剩下的就做第二天的便当或午饭。

用甜食犒劳自己

犒劳自己的东西不必非得是甜食

觉得自己"今天非常努力了"时，你会买什么东西犒劳自己呢？

在我还很胖的时候，说到犒劳，无非就是点心或蛋糕。我很喜欢甜食，但平时因为热量太高会忍着不吃。在平常的日子吃点心或蛋糕，会有罪恶感。

但是，如果是犒劳自己，就另当别论了！

现在想来，犒劳只是自己为吃点心或蛋糕制造的理由罢了，而且犒劳的频率貌似还相当高……

像我这样，认为"犒劳＝甜食"的人，毫无疑问会发胖。在和甜食同等价位的东西中，有很多更利于减肥的犒劳品，比如下列物品或食物：

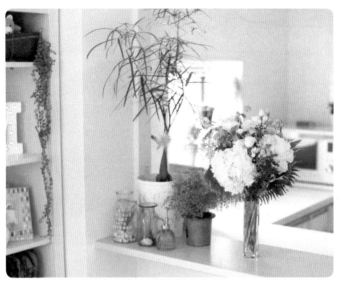

在房间里放一些有治愈效果的小物件

鲜花、观叶植物等具有放松身心、缓解压力的效果，还能提高你减肥的
斗志。

① 放松身心的物品或房间的装饰品

　　心神安宁，有助于缓解压力，从而抑制化压力为食欲的冲动。

　　——鲜花、小型观叶植物、浴盐、精油等。

② 美容产品

　　美容产品可以调动变美的积极性，减肥的动力也会随之提升。

　　——比平时稍高档的面膜、清洁毛孔的刷子、身体护理油、
唇膏等。

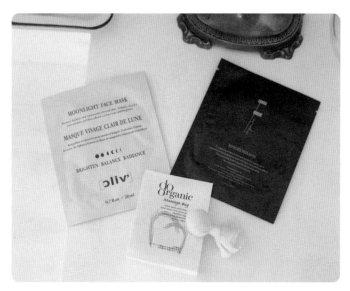

收集可少量购买的面膜很开心

我喜欢对肌肤负担较少的有机护肤品。（左）La Claree MOONLIGHT
FACE MASK、（中）Do Organic Massage Bag、（右）F organics
MOISTURE FACE MASK。

③ 优质的食物

优质的食物，即便量少也能满足口腹之欲。而且因为价格
贵，你还会下意识地慢慢品尝，避免吃得太快。

——精美的菜肴、高级优质的罐头等。

"和蛋糕同等价位的东西"不计其数，但把犒劳和甜食紧紧
连接在一起之后，眼中竟也容不下其他了。

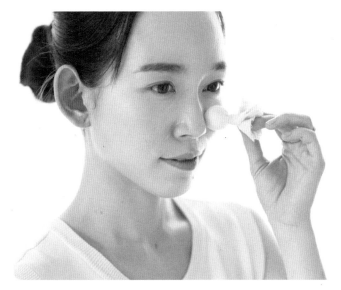

定期清洁毛孔

毛孔堵塞时，我会使用Do Organic Massage Bag的米糠袋。用包着有
机米糠的有机棉袋在肌肤上轻柔地滚动，肌肤就会变得很清透。

甜食确实能够让身心都感到幸福，但这种幸福只是暂时的，
不会一直持续下去。

调整自己身体或精神的犒劳，会一直持续到第二天以后，会
让自己变得更美，会带来更多的幸福时光。

请你务必重新思考一下，应该用什么来犒劳努力了一天的自
己，然后选择能够让自己明天变得更美好的犒劳品。

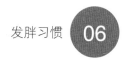

喜欢重口味

盐分的摄取量和减肥息息相关

你在用餐时，是否会下意识地添加酱油、酱料，或在米饭上撒调味食品呢？你是否喜欢重口味呢？

不知道自己是否喜欢重口味的人，请检查以下几点：

☐ 容易浮肿

☐ 经常口渴

☐ 腿经常抽筋，小腿经常疼痛

☐ 每天至少在外用餐1次

☐ 经常食用火腿、培根等加工肉类或加工食品（蒸煮袋食品、冷冻食品、市面上的便当或熟菜）

☐ 每周食用蒸煮袋食品或即食食品的次数多于2次

☐ 稍微运动一下就气喘吁吁

☐ 拉面、乌冬面等的汤汁也会一并喝掉

☐ 经常食用酱菜

☐ 觉得蔬菜摄入量不够

☐ 经常食用盖饭等单点类菜品

如果你符合两项以上，就很有可能喜欢重口味。

摄取过多盐分会导致浮肿

乍一看，味觉的喜好似乎与发胖习惯无关。但是摄取过多盐分会导致浮肿。体内盐分过多时，为了稀释盐分，身体会囤积水分，从而导致身体浮肿，看上去很胖。而且，浮肿很容易让人感到疲劳，而这也是稍微运动一下就会气喘吁吁的原因之一。

想用清淡代替重口味来满足自己，只能让舌头慢慢习惯。

希望你能减少在外用餐的次数、减少加工食品和即食食品的食用频率，并尽可能自己做饭。在家里，也可以使用第41页图片中的喷雾式酱油瓶代替普通的酱油瓶，这样可以避免倒出过多的酱油。

另外，市面上销售的酱料或调味汁中盐分和添加剂的含量较多，所以沙拉最好使用亚麻籽油、橄榄油等优质油以及用盐、胡椒来调味。

精制盐中，矿物质等的营养价值较低，盐分浓度偏高。所以，即便只是注重家用盐的质量，将其替换成其他盐，也会给身体带来很大的影响（参考P73）。

鳕鱼子、酱菜、咸烹海味、味岛香松①等下饭菜的盐分含量很高，所以如果你会不自觉地食用这一类食物，今后请务必控制住自己。

在逐步减少盐分的过程中，舌头自然而然会渐渐习惯清淡的口味。突然改变口味，容易让人用餐后无法得到满足。所以请不要着急，循序渐进，一点一点习惯吧。

注①：日本一种撒在米饭上的调味品。

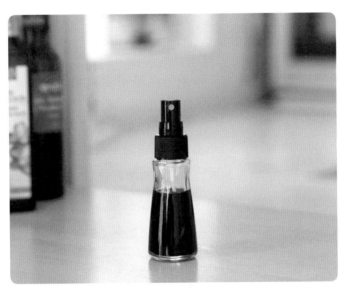

用喷雾式酱油瓶可防止使用过量

将酱油装入喷雾式瓶中。建议会不自觉地使用太多酱油的人，或想要逐步习惯清淡口味的人使用。

发胖习惯 **07**

用餐时先吃自己喜欢的

在血糖值急剧上升的反作用下，肚子更容易饿

用餐时，你会先从什么下手呢？想先吃自己喜欢的食物，这种心情可以理解，但实际上，这也是可能导致发胖的一个习惯。

油炸食品的糖衣、米饭中的糖分等，会导致血糖值急剧上升。这时，身体会分泌大量的胰岛素来降低血糖值。这么一来，身体又会处于低血糖的状态，大脑会随之下达"为了提高血糖值，多吃点"的指令。

明明吃饱了，而且营养也均衡，却总是立即就饿。如果出现这种情况，那可能是大脑下达的指令。最终，摄入的食物超过所需要的，导致发胖。

为了不让血糖值急剧上升，请先从蔬菜或粗粮开始食用。

但也不能一概而论。红薯、南瓜、玉米等食物中糖分含量较多，所以不能最先吃。

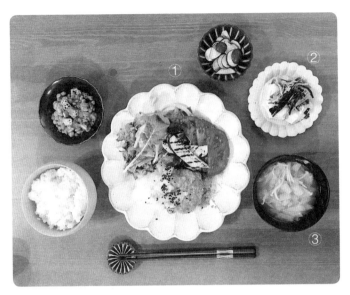

按照顺序食用会更美味

如果眼前摆着上图所示的菜肴，那么请按照以下顺序慢慢食用是最好的。①沙拉拼盘→②冷豆腐或凉拌海藻→③味噌汤。先慢慢食用沙拉，有利于血糖值稳定上升，从而避免过食。

最理想的是叶菜类蔬菜。如果菜单中的食物都没有叶菜类蔬菜，那么可以添加沙拉或凉拌菜。先吃叶菜类蔬菜，有利于血糖值稳定上升，肚子也就不会容易饿。

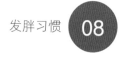

饮食配合保健品和营养饮料，所以很安心

最基本的生活方式不变，其他一切都是徒劳

在减肥成功之前，即便饮食的营养不均衡，我也觉得很安心，因为我以为只要服用保健品和营养饮料就没有问题。明明没有考虑过营养均衡的问题，却只因为自己在服用保健品，就以为自己的健康意识挺高的……说来真是惭愧！

补充什么成分固然重要，但我认为要想打造美妙的身体，最重要的还是料理好最基本的日常生活。比如，如果你的生活方式容易让你的体内产生自由基，那么即便服用了具有清除自由基功能的保健品，那也是浪费。身体是由食物和生活方式打造的，如果意识不到这一点，就无法改善，从而难以取得效果。

我经常在运动后摄取蛋白质，生理期前后或感觉疲劳的时候食用猪肝或梅肉，感觉肌肤粗糙时饮用青汁或香草茶。

保健品和营养饮料只不过是辅助性的东西。

自从开始注意商品的原材料后，我就不喝含有各种添加剂的营养饮料了。

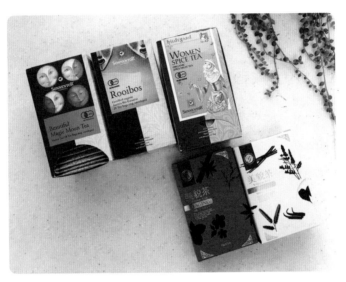

根据身体状态和心情，选择不同的香草茶

除了保健品之外，也可以喝香草茶。生理期时选择能温暖身体的，排便不畅时选择具有排毒效果的。图片上排从左起分别为Beautiful Magic Moon Tea、Rooibos Tea、Women Spice Tea。图片下排从左起分别为美貌茶的美AGING和美TOX。

认为节食能减肥

靠控制饮食的减肥无法让你变美

我多次减肥均以失败告终的一大原因，就是以为不吃或少吃就能减肥。来向我咨询的顾客中，也有很多按照自己的方式盲目地节食，甚至绝食，最后要么反弹，要么变成了不易瘦的体质，十分苦恼。

极度地减少摄取量，或只食用流食、功能性饮料，体重确实会下降。但与此同时，身体所需的营养也会不足。

采用这样的减肥方法，会导致肌肉量减少，脂肪的燃烧效果下降，从而变成易胖的体质。不仅如此，肌肤还会变得干燥，失去弹力。最终，即使体重下降了，给人的感觉也不是"瘦了"，而是"老了"。另外，如果排便变得不顺畅，就无法排毒，导致肌肤变得粗糙。所以，从美容的角度来讲，排便不畅也会对身体造成很大的损害。

盲目的控制饮食，很有可能导致内分泌失调，或者月经失调，从而影响精神。精神状态一旦不稳定，就有可能暴饮暴食，

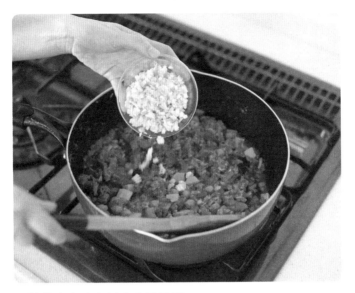

金针菇末在鸡肉饭中大放异彩

金针菇中富含的金针菇提取物，可阻碍身体摄取食物中的脂肪，具备良好的燃脂效果。所以金针菇被用作减肥食材的频率很高。

最终导致减肥失败。显而易见，这是一个恶性循环。

　　控制饮食的减肥百害而无一利。只靠减重无法变美，而且还会让身体变得更容易发胖，精神上也会变得很痛苦，和五年后、十年后仍旧美丽动人的自己更是渐行渐远。

　　你愿意不惜损害健康也要减轻体重吗？希望你能把"一直维持美丽和健康"作为减肥的大前提。

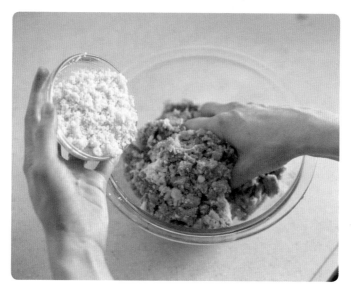

用豆腐末代替面包粉

用豆腐末代替面包粉制成的汉堡肉饼，再加入土豆碎末，粘性更佳，而且经济实惠。想让食物的量看上去很多时，我会改变肉和豆腐末的比例。

使用增量食材提高营养价值和口感

保证饮食的减肥，可通过添加增量食材来降低热量或增加营养价值。

比如，我做鸡肉饭或炒饭时，会在里面添加金针菇碎末。等朋友吃完后再告知，朋友经常会惊叹道："我根本没吃出来！"

做汉堡肉饼时，会用豆腐末代替面包粉。以2:1的比例混合

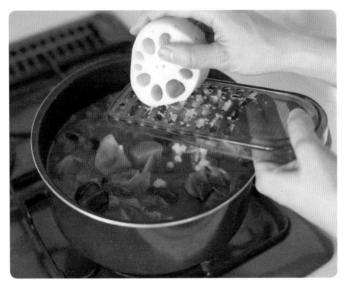

讨厌蔬菜的人请务必尝试

在汤中加入磨成碎末的蔬菜后，即便是讨厌蔬菜的人也能毫无所觉地吃光。如果你有很多讨厌的蔬菜，请务必试一试这个方法。

肉末和豆腐末，同样美味到让人赞不绝口。

　　汤、咖喱、使用肉末的菜肴中，我会加入磨成碎末的蔬菜。一开始这么做，是为了让讨厌蔬菜的儿子吃蔬菜。后来发现，这么做之后，会使得菜肴的味道更加浓厚，汤汁更加黏稠，口感也更好。建议不喜欢蔬菜的人不妨试试这种方法。

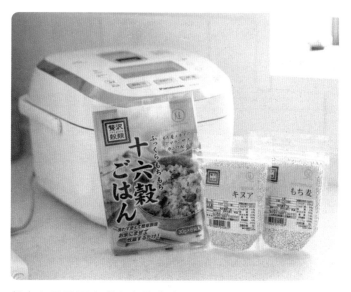

餐桌上尽量不出现白色的主食

我一般都是糙米加杂粮，或者在大米中加入大量的杂粮。在精制后营养价值下降了的大米中加入杂粮，可以增加营养价值，大米也会变得容易被消化。

做米饭时，我会尽量添加一点杂粮。只要在大米中加入十六谷米或糯麦、藜麦、籽粒苋等，一起蒸煮即可。

按照这种做法做出来的米饭也很美味。所以，即便是怕麻烦的人，也能每天坚持下去。请务必尝试一下。

沙拉食谱

营养均衡的
五色沙拉

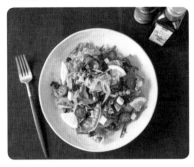

【材料】

叶菜类蔬菜…1袋
豌豆荚…3根
圣女果…3个
紫甘蓝丝…1把
紫洋葱丝…1把
豆腐…1/4块
柠檬…随意
海苔…半张

根据个人喜好，撒上适量的优质盐和橄榄油。不一定要按照上述菜谱准备，只要绿、红（紫）、黄（橙）、白、黑五种颜色齐全（参考P71），就能营养均衡。没时间准备的人可以在便利店购买两种切好的蔬菜，拌着水煮蛋和水煮豆子一起食用。

粒粒分明的
藜麦沙拉

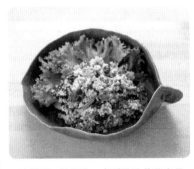

【材料】

藜麦…150g（煮熟的）
新鲜蔬菜（色彩搭配均衡）
无盐坚果…1把
茅屋奶酪…适量
水煮豆子…随意
优质盐
优质油（亚麻籽油、荏子油、坚果油等）
柠檬汁
欧芹、香菜（随意）

一边搅拌一边调味。备受关注的藜麦是一种杂粮，也被称为"超级谷物"。它的GI值很低，且含有人体需要的九种氨基酸。蛋白质、食物纤维、维生素、矿物质等的含量也很丰富。最重要的是，它粒粒分明的口感很有嚼劲，让人心情愉悦。

每天的水分补给量不超过 1.5L

变美从补充水分开始

你知道自己一天喝多少水吗？如果少于1.5L，就会水肿，让你看上去很胖。

人每天都会通过汗液和尿液排出一部分水分，所以必须及时补充水分。日本厚生劳动省发布的数据表示，人体每天进出2.5L水是最理想的。

去除饮食中含有的水分后，每天最理想的水分补给量为1.2~1.5L左右。但是，没有喝水习惯的人，如果一下子补充太多水分，可能会无法代谢，囤积在体内，反而造成水肿。所以先以1L为目标，逐步少量增加吧。当你感觉口渴时，身体已经处于脱水状态，所以请在口渴之前，就主动补水。

平时没有喝水习惯的人，请事先准备好3瓶500ml的水，然后规定每小时的饮水量，分次饮用，不要一次性喝完。

不可以饮用含有糖分或乳脂的饮料。运动饮料虽然看上去有益于健康，但其糖分含量却很高。咖啡因具有利尿作用，可能会引起脱水。

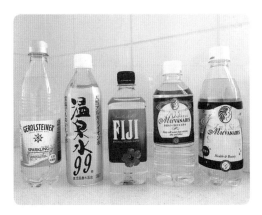

软水、硬水、无糖的碳酸水都可以

建议根据心情或身体状态分开喝。图片从左往右分别是迪洛斯汀、温泉水99、斐泉、MUVANADIS、MUVANADIS碳酸水。

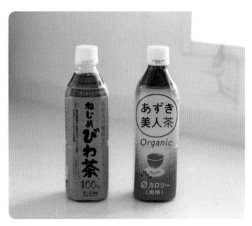

不喜欢水，那就从茶开始

不喜欢喝水的人，可以用不含咖啡因的茶或香草茶代替。其中，特别推荐营养价值高且容易上口的红豆茶和枇杷茶。

（左）枇杷茶，（右）红豆美人茶。

水分补给靠冷饮

内脏降温有损减肥效果

你会注意自己口渴时喝的饮料的温度吗？

如果你只用冷饮来补充水分，身体就会受寒。而受寒又会导致身体容易囤积脂肪、浮肿、代谢能力降低等问题，体质也会受到影响，变得不易瘦。

大多数时候，我早上都会饮用1杯白开水，来开始新的一天。

只要把水煮沸，再等它降至可饮用的温度即可，不会对身体造成负担。让内脏暖和起来，不仅可以促进体内循环，增强排便等排毒效果，还可以美容和消肿。

此外，味噌汤等温热的食物也可以温暖身体。味噌汤是发酵食品，不仅可以促进排便，还具有美容效果。虽然不是直接的，但也能带来减肥效果。味噌汤的汤料可以用冰箱里剩余的菜、海藻、菌菇类等平时的饮食容易摄取不足的食材。

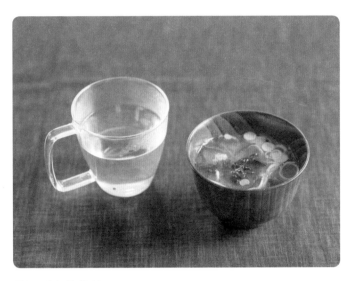

能温暖身体的饮品

补充水分要选择常温或温热的饮品，从内脏温暖身体。

发胖习惯 **12**

喜欢甜饮料

甜饮料就是糖块

喜欢喝甜饮料的人，大多都意识不到自己喝了很多甜饮料。在减肥指导中，为了找出发胖习惯，我会让顾客列出自己经常吃的东西。不少人记录之后才发现自己喝的都是甜饮料。

你知道500ml瓶装果汁的糖分含量相当于15~20块方糖吗？200ml纸盒装的100%果汁也是，虽然看上去很健康，但因为含有水果本身带有的糖分（果糖），所以有些水果的糖分含量也相当于10块方糖。我们通常会有意识地控制加入咖啡或红茶的砂糖量，却觉得区区1瓶果汁的糖分，无须在意。

如果你现在还会有意无意地选择甜饮料，那么请在选择的时候，想象一下堆积如山的方糖吧。如果无法原谅把它们全都吃了的自己，就请选择无糖的冰茶或南非博士茶。即便只在真正想喝的时候喝，一天的糖分摄取量也应该有所减少。

甜饮料的成分表

> ● 容量：240ml
> ● 保存方法：需冷藏（10℃以下）
> ● 有效期：70天
> ● 原材料名：乳制品、砂糖/果葡糖浆、咖啡、牛奶、乳化剂、香料等

你能马上反应过来这是什么的成分表吗？是牛奶咖啡的。咖啡店的牛奶咖啡只有咖啡和牛奶，但这张成分表中，排在第一的却是乳制品，其次是砂糖/果葡糖浆。你以为自己喝的是牛奶咖啡，结果咖啡和牛奶以外的原材料含量更多。平常随意喝的饮料中，被设下了大量糖分的陷阱。

甜饮料会麻痹舌头

在减肥成功之前，我也经常不假思索地仅因为喜欢就喝甜腻的牛奶咖啡。下班后，用1杯牛奶咖啡放松身心，不喝甚至就会觉得一天过得不完整。

但是，自从知道摄取过多糖分会让人上瘾（参考P86）后，我就开始一点一点减少喝牛奶咖啡的频率。现在，我只会在真的很想喝的时候才喝。

想喝牛奶咖啡时，就用香草茶、红豆茶等无糖但又不失风味的茶来代替，让自己渐渐习惯。

同时，日常生活中也要逐步减少白砂糖的摄取。这样一来，在不知不觉中，你就会觉得市面上销售的牛奶咖啡甜得发腻。想必习惯甜味之后，舌头就开始麻痹了吧。曾经几乎每天都会喝牛奶咖啡的味觉，发生了翻天覆地的变化。

当甜饮料已经成为一种习惯，突然要戒掉就会非常痛苦。

下一页我就介绍一些饮料的配方，当你特别想喝甜饮料时可以试着做一做。也推荐餐前肚子饿时习惯吃点心充饥的人尝试一下。

可以尝试的"组合果汁"

甜酒+豆奶

以1:1的比例混合甜酒和豆奶。选择甜酒时，要选择成分表中只有米曲，不含酒精和食品添加剂的甜酒。豆奶要选择未经加工过的。甜酒的营养价值很高，容易让人感到满足。

番茄汁+橄榄油

番茄汁要选择无盐，且不是浓缩还原型的。和一小勺橄榄油混合在一起，再用600W的微波炉加热90秒。番茄红素具有脂溶性，和少量橄榄油放在一起加热后，能提高其吸收率。

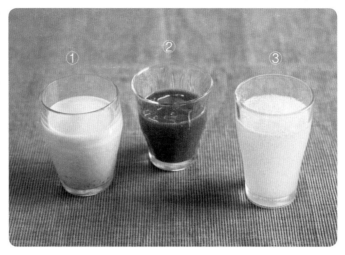

① 甜酒+豆奶　　② 番茄汁+橄榄油　　③ 葡萄柚+碳酸水

葡萄柚+碳酸水

要使用非浓缩还原型的、未加糖的果汁，或鲜榨的葡萄柚汁。葡萄柚中含有一种叫做柚苷的多酚，味道苦涩，具有抑制食欲和抗氧化的功效，建议餐前饮用。和无糖碳酸水混合后，既能获得饱腹感，又能减少一半果糖。

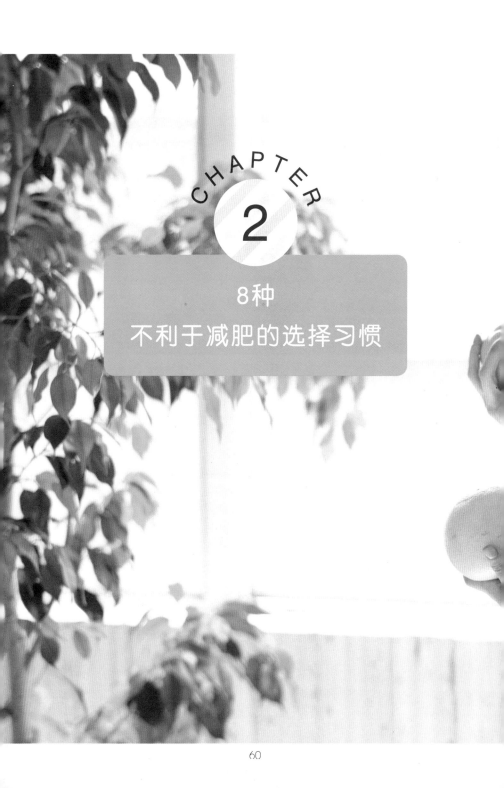

CHAPTER

2

8种
不利于减肥的选择习惯

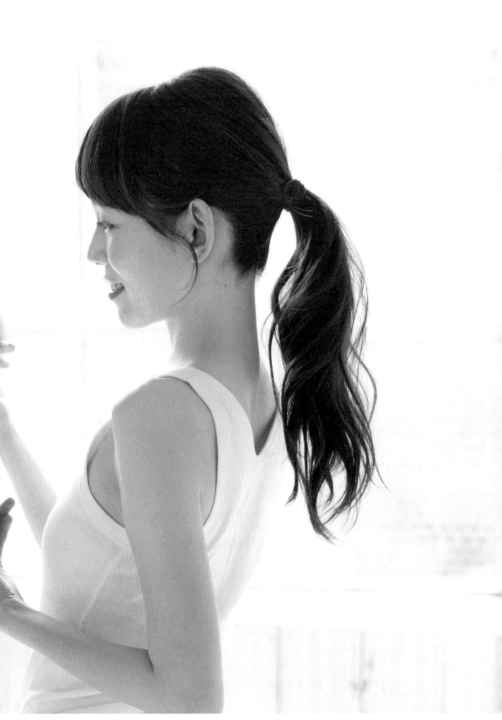

发胖习惯 **13**

经常食用偏白色的食物

偏白色的食物吃了容易发胖

请回忆一下你经常吃的食物，想想它们的颜色。如果偏白色的食物比较多，那就要注意了。白砂糖、面包、面条、大米、乳制品等偏白色的食物，大多数热量都比较高，吃了容易发胖。

特别是白砂糖，不存在于自然界中。在精制的过程中，流失了维生素和矿物质等成分，容易对身体造成负担，而且据说还会让人上瘾（参照P86）。

在学习营养学之前，我一直都使用白砂糖。但自从知道它的危害后，就开始选择椰子糖、有机蜂蜜等接近自然状态且GI值较低的糖类了。椰子糖中不仅含有精制白砂糖所没有的矿物质、氨基酸、B族维生素，还含有丰富的有助于改善便秘的食物纤维。它有些微奶糖的香味，所以我在减肥过程中想要吃甜食时，就会在咖啡中添加少许椰子糖。它让我在戒白砂糖瘾的过程中，没那么难熬。

减肥成功后，我完全摆脱了白砂糖瘾，所以也就不再使用白

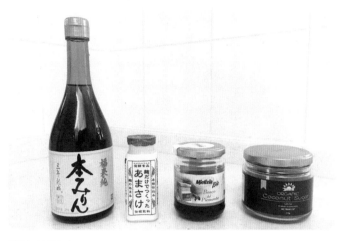

喜欢的甜味

首先将白砂糖换成低聚糖。做日本料理时，可使用味淋。除此之外，还有用米曲酿造的甜酒、非加热的生蜂蜜、椰子糖等。图片从左起分别是福来纯三年熟成味淋、只用米曲酿制而成的甜酒、皮埃蒙特森林的蜂蜜、Nutria有机椰子糖。

砂糖了。做菜时，如果想要增加点甜味，我会用味淋或甜酒代替白砂糖。

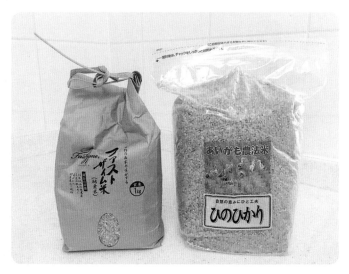

喜欢的糙米

米和调味料使用的都是父母的故乡九州产的商品。特别是米，我一般选择熊本的"日光"（上图），或者和我常喝的Fastzyme的制造商有合作关系的农家用Fastzyme农法（使用酵素肥料的农法，这种酵素肥料是将历时三年半熟成发酵的70多种原料发酵超过一年半制作而成的）生产的糙米。

糙米是减肥之友

碳水化合物的一大半都是糖分，所以往往被认为是减肥的敌人。但是糖分是三大营养物质之一，不仅为身体提供能量，燃烧脂肪也离不开它。现在虽然盛行控制糖分，但碳水化合物比较耐饿，所以能有效防止吃零食。其中，糙米更是减肥之友。

大米在精制的过程中已经流失了代谢所需的营养成分，所以它不仅营养价值低，还容易让血糖值升高。另外，包含米糠的糙米，因为米糠部分含有丰富的维生素、食物纤维、矿物质等营养成分，所以又被称为“完美主食”。它虽然是碳水化合物，却能有效促进代谢，所以建议将其作为减肥时的主食。

而且，糙米还比较有嚼劲，即便量少，也能得到“吃饱了”的满足感。也有人说，糙米不利于消化、口感差等。针对这些问题，我建议将糙米放到水里浸泡18~24小时，或用平底锅将其翻炒到发出“噼噼啪啪”的声音后再煮，就会变得软软糯糯。需要注意的是，糙米上容易残留农药，购买时，务必先检查一下是否有机无农药。

偏白色食物列表

□ 调味料

白砂糖、蛋黄酱、沙拉酱

□ 碳水化合物

面包、面条、大米、麦麸

□ 油脂

肥肉、黄油、人造黄油

□ 乳制品

奶酪、加糖酸奶、酸奶饮料、冰淇淋、炼乳、鲜奶油、蛋糕

□ 菜肴

白汁意大利通心粉、奶油意面、皮埃蒙特酱

例外

墨鱼、白肉鱼、鸡蛋、豆腐

发胖习惯 14

食用软性或流质食物的
频率一周超过 3 次

无需细嚼的食物容易吃多

请想5个你喜欢吃的食物。里面是否含有咖喱、奶油炖菜、
茶泡饭、拉面、奶油汤等流质或软性食物呢？

其实，这些食物多数含有较高的盐分或热量，而且无需细嚼
就能吞咽下去。所以，仅因为喜欢，就不假思索地食用，很容易
成为发胖的习惯。

我很喜欢咖喱，所以做咖喱时，我一般会做有很多食材的肉
末咖喱，而不是液体状的。不仅可以摄取很多蔬菜，而且因为不
使用市面上出售的汤料，所以糖分和添加剂都能降到最低，同时
又能保证量，提升满足感。

锅中倒入少许橄榄油，放入蒜末、姜末和500g肉末一起翻
炒，再加入蔬菜（1根茄子切丁、半个洋葱和半把金针菇切丁，
冰箱里有的蔬菜都可以），炒至变软。之后，再放入2大匙咖喱
粉、100ml水、2大匙伍斯特酱或中浓酱、3大匙番茄酱、2小匙
清汤，炖煮片刻后用胡椒调味，就完成了！

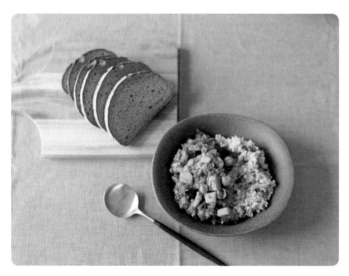

选择有嚼劲的食材

做咖喱时，我经常把冰箱里剩下的蔬菜切丁放入一起煮。偶尔吃面包时，也会选择用黑麦等制作的硬面包，而不是松软的。硬面包更耐饿，且能让人吃得满足。

发胖习惯 **15**

经常选择盖饭、咖喱、意面、乌冬面
等单点类食物

色彩是判断营养是否均衡最简明易懂的指针

你是否经常食用盖饭、咖喱、意面、乌冬面等简单的单点类
食物呢?

单点类食物往往颜色比较单调,或茶色,或黄色,或其他。
颜色少说明食材的种类少。**蔬菜颜色单调,营养容易失衡,所以
需要多加注意。**

营养一失衡,就无法充分摄取变得健康美丽所必需的营养成
分,最终导致代谢功能下降,身体容易发胖。除此之外,还会变
得容易衰老、容易疲劳,肌肤状态也会变差,所以从美容的角度
出发,也不建议过多食用单点类食物。

往往会被认为是健康食品的意面和乌冬面也要注意。白汁意
大利通心粉和奶油意面等都是高热量食物,而明太子意面的盐分
含量较高,容易造成浮肿。乌冬面如果连汤一起喝,就会摄取很
多盐分,而且没有蔬菜。

在外面吃饭不知道要吃什么时,可以选择套餐。但是有些套

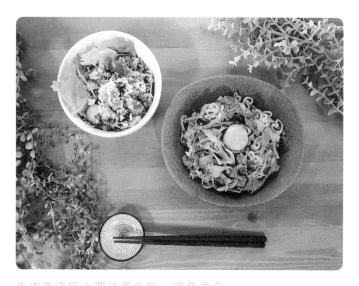

牛肉盖浇饭也要注重色彩，避免单色

我非常喜欢牛肉盖浇饭，所以经常在家里做。但是每次都会搭配沙拉或配料，而且牛肉盖浇饭中还会添加菌菇类等。

餐搭配的小菜通常是通心粉等没有蔬菜的食物，所以点单之前请先确认小菜都有哪些。

单点类菜品 + 颜色，更适合减肥人士

我也不是完全不吃单点类食物。在外面无论如何都想吃时，就会在上面放点蔬菜或海藻，或者加点沙拉，来增加颜色。饭店的单点食物有时候是为男性准备的，量很大，所以为了不吃多，

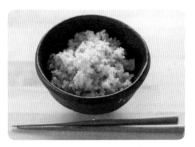

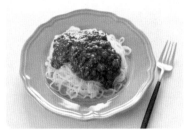

用魔芋丝米饭降低热量

想吃盖饭时，我会先用热水焯一下魔芋丝，去除涩味，然后将其切碎，拌入米饭中，这样可以减少热量。魔芋丝口感清爽，十分适合厚重的盖饭。

用魔芋丝代替意面

家人想吃意面时，我会将我的那一份换成魔芋丝。只要用热水焯2~3分钟，去掉涩味，之后和意面一样，浇上酱汁即可，非常简单。

我会事先让店员减少米饭的量。

在家里想吃单点类菜品时，我会增加食材的种类。比如，自己做牛肉盖浇饭时，除了固定的牛肉和洋葱外，还会添加菌菇类食材来增加量和营养，最后再在盖饭上面撒上葱花和鸡蛋。

想吃挂面时，就会用切丝刀切1根黄瓜来增加量。挂面和黄瓜丝的比例一般为1:1。在减少面、减少热量的同时，又能保证分量，提升满足感。

在社交网络上发现偏胖人士的饮食整体偏向于茶色，而苗条之人的饮食中往往绿色较多，色彩丰富。无论是自己做还是在外面吃，都问问自己："这顿饭会不会被点赞呢？"这么做也许比较容易得出答案。

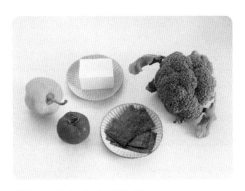

能够丰富菜品的五种颜色

觉得食物色彩单调时，可以看看缺什么颜色，然后选择相应的食材。颜色不同，说明其中含有的营养成分不同。颜色不常被用的食材中，很有可能含有容易不足的营养成分。对于不常用的食材，你可能会烦恼该如何烹调。我觉得先将其加入沙拉，会比较容易入口。

给饮食增添色彩的
五色食材表

绿色
叶菜蔬菜、西蓝花、青椒、豌豆荚、芦笋等

白色
萝卜、洋葱、白菜、金针菇、豆芽、牛蒡、土豆、豆腐等

红色/紫色
番茄、甜椒（红色）、紫洋葱、紫甘蓝、甜菜等

黑色
海苔、羊栖菜、海带、裙带菜、木耳、黑芝麻、黑豆等

黄色/橙色
胡萝卜、甜椒（黄色）、柠檬、南瓜、玉米、生姜等

发胖习惯 **16**

食用加工食品、加工肉、即食食品的
频率一周超过 4 次

自然界不存在的东西会阻碍脂肪燃烧和代谢

已经在店内烹调完成的冷冻食品、市面上的熟菜、蒸煮袋食品等加工食品，火腿、香肠、培根、人造肉等加工肉，还有即食食品，你一周会食用几次呢？

加工食品、加工肉、即食食品大多都含有食品添加剂。而多数食品添加剂都是自然界不存在的东西，摄入后身体会竭力将其分解、排出体外。所以本应用于燃烧脂肪的代谢力量就会减弱，导致减肥效果下降。

这些食品吃起来比较方便，所以总会下意识地去购买。但为了健康，为了减肥，还是尽量自己做饭吧。如果太过繁忙，难以做到每天都自己做饭，那么你可以在休息的时候做些常备菜，然后分装成小份冷冻起来。

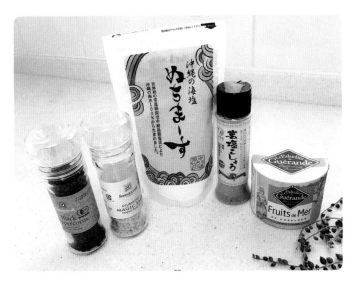

每天烹调时不可或缺的接近自然状态的盐

图片上的盐都未经过度精制，能够感受到矿物质的风味，让料理更加醇厚。图片从左起分别是黑胡椒、喜马拉雅粉盐、冲绳海盐、岩盐胡椒、Fruits de Mer de GUÉRANDE。

忙碌的时候，或没有干劲的时候，我也会做些快手菜。其中最喜欢的是蒸蔬菜。把冰箱里的蔬菜随意切一下，放入锅中，然后在最上面放上肉或鱼，撒上少许水或酒，盖上锅盖，点火加热就完成了。吃的时候会蘸盐或浇一些醋汁。

在便利店或超市，逛零食区、面包区
已成为惯例

没必要购买的东西会让你发胖

在减肥成功之前，我经常逛便利店或超市的零食区、面包区，实际根本没有必要去。心想着"只是看看"，但一看到新产品，或不常见的产品、看上去很美味的产品，就会忍不住伸手，等意识到的时候，已经在收银台了。但是，当时我并不觉得自己是特意去逛的。

现在，在跨进店门之前，我会先想好要买什么，然后只去相应的那块区域。我会在食材、调味料区花很多时间选择。看看商品的成分表、确认肉的产地等，花时间确认自己要吃下去的是什么东西。如果实在忍不住要买零食，就请先确认它的成分表。

另外，每次做到不买零食或面包就离开，我都会存500日元。这笔存款就作为稍微有点贵的美容用品的购买资金。现在，有时候用着这些美容产品，我还会感叹："如果这笔钱都用来买零食和面包的话，肯定会发胖。真是不值得啊！"曾经总是忍不住要购买零食和面包的自己，怪不得那么胖呢！

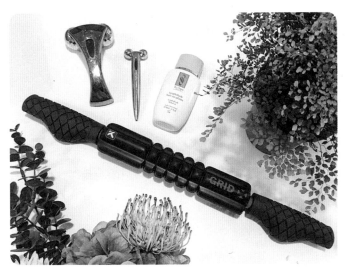

用省下的钱购买美容产品

把买零食的钱用在购买美容产品上，也是对自己的一种犒劳。从左上顺时针往下，分别是 ReFa EXE for men、ReFa S CARAT、Paul Scerri 香薰草本精油、GRID STK 泡沫轴。

购物时不看商品的成分表

检查食品配料的排列顺序和添加剂

购物时，你会检查包装袋背面吗？我以前不会去确认购买的食品是由什么制成的，成分表上说什么就是什么。

日本农业标准规定，配料中的原材料必须按照使用的重量顺序排列。比如，商品名写着"黑巧克力"的产品，如果配料中列在第一个的是白砂糖，那就意味着白砂糖含量高于可可块。再比如茄子调味汁，可能会发现植物油列在前面，而茄子油则排在最后。

自从知道这条规定后，我就开始尽量选择不含会对身体造成负担成分的食品。感到疲惫的时候，我会想购买加工食品。但是看了成分表后，又觉得还是吃自己可以把握的食物吧，即便只是快手菜。当然，我也并不是完全不接触加工食品，只是会让餐桌上尽可能不出现添加剂过多的加工食品。

曾经的自己会根据当下的心情和环境来选择食物，所以身体才会容易囤积杂质，容易疲劳，才会瘦不下去。

- 名称：巧克力饼干
- 配料：白砂糖、小麦粉、全脂奶粉、可可块、酥油、植物油脂、可可黄油、全麦粉、麦麸、食盐、麦芽粉、加工淀粉、乳化剂（源自大豆）、膨胀剂、香料等。
- 容量：12个
- 保质期：6个月
- 储存方法：请避免阳光直射，并保存在28℃以下的环境中。

零食、点心、面包、饮料等中常见的添加剂

特别要注意阿斯巴甜、三氯蔗糖、L-苯丙氨酸化合物、酥油、人造黄油、增稠多糖类（卡拉胶、果阿胶、凝胶剂）、安赛蜜钾、食用酵母、苯甲酸、溴酸钾等成分。便利店可以常温保存的面包、零食、口香糖等虽然价格便宜，但请记住一分价钱一分货。

发胖习惯 （19）

饮食只关注热量标识

比热量更重要的是营养均衡

选择食物时，你是否只关注热量呢？

如果是，往往就会忽视食物的质量和营养。

我曾经有过这样的想法："既然同样是100卡的食物，比起蔬菜，吃自己喜欢的东西不是更好吗？"所以吃了零食之后，我就会减少米饭的量，自以为是在为了减肥调节热量。

但是，零食和正儿八经的饮食对身体的影响是截然不同的。

同样是500卡，丰富多彩的套餐和面包相比，因为颜色多也就是营养成分多（参考P68），所以很有可能含有促进热量代谢的营养成分，反而让身体不容易发胖。

所以，减肥时，请先无视"热量"这个概念。要把食物分成"身体喜欢的"和"身体不喜欢的"。

犹豫吃什么时，可以问问自己："身体更喜欢哪种呢？"这样一来，既能保证营养均衡，又能让人变美、变瘦的食物到底都有哪些，自然就能浮现出来。

餐后不吃甜品就心神不定

很难发现餐后甜品已经成为习惯

餐后甜品是否已经成为你的习惯了呢？我从小生活在一个餐后经常吃甜品的家庭里，所以餐后甜品已经成为了我的习惯。没有水果时，就吃便利店的零食、甜味酸奶、冰淇淋等。餐后不吃甜品，总感觉缺了点什么，甚至会觉得自己没有吃饭。

看到丈夫餐后不吃甜品后，我惊叹："原来不吃甜品也可以啊！"同时，也发现了自己有饭后吃甜品的习惯。

改掉自小就养成的吃甜品的习惯不是件容易的事。所以我先将零食和甜饮料换成了水果、坚果等未经加工的食物。水果也不是一整只，而是切成几份，只吃一点。我会选择猕猴桃、蓝莓等吃少量也能感觉满足的水果，或可可含量较高的巧克力等。然后慢慢减少分量和频率。现在，除非真的很想吃，我已经可以不吃甜品了。

戒不了甜品的人，请循序渐进，慢慢调节分量和频率。

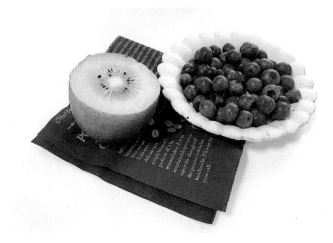

吃水果时

一次吃这么多的量。食用少量不太甜的猕猴桃、蓝莓、火龙果、葡萄柚
等水果。

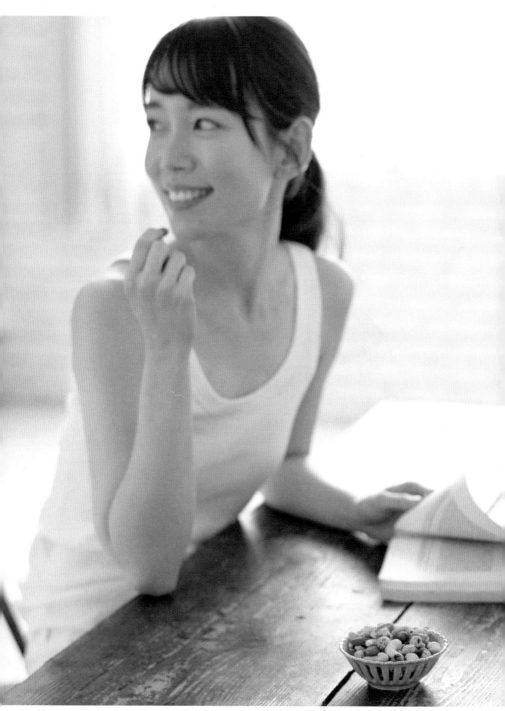

CHAPTER

3

5种
不利于减肥的吃零食习惯

想吃零食，所以正餐减量

营养不足所以经常感觉肚子饿

吃了零食之后，你会不会在下一餐时少吃呢？

在减肥成功之前，因为想吃零食，我会减少用餐的量，或不用餐只吃零食。当时还觉得自己为了减肥，少吃了很多！

但是，只吃零食，不仅不耐饿，而且口腹之欲无法得到满足，会想再吃点别的。当时我完全没有注意到这一点，只是觉得不知为什么，总是感觉肚子饿！

如果营养不均衡，身体为了获取缺少的营养成分，可能会发出"肚子饿了"的信号。事实上，这就是无论怎么吃都吃不饱的原因。越是营养不均衡的人，越是追求吃更多的食物。

请千万不要把零食当做正餐。如果不想吃太多，就请均衡地摄取营养，让身体机能顺利地运转。

如果想吃零食，就请选择优质的零食，并控制好量。一分价钱一分货，与其吃1袋300日元的零食，不如吃3颗100日元1颗的巧克力。想吃冷饮的话，不要吃冰棍，至少要换成冰淇淋或冷冻水果等。

　　优质的食物，即便分量小也能让人感觉满足，不过要避免吃太多。

虽然心里明白，但就是戒不掉甜食

会不会是白砂糖瘾呢？

"两天买一次零食……"

"不吃甜食，心里就焦躁……"

"一天喝一次甜饮料……"

"肚子饿了，先用零食来填……"

有没有符合的项目呢？只要有一项符合，你就可能患有白砂糖瘾，身体会不自觉地想要白砂糖。

摄取糖分后，大脑内会分泌多巴胺或5-羟色胺等，让你想要再吃一点！另外，白砂糖容易被身体吸收，所以摄取后，血糖值会急剧上升，随后又因为反作用急剧下降。血糖值急剧下降后，为了提高血糖值，身体会立即渴求糖分。这就是白砂糖瘾。要想减肥，首先必须消除这种白砂糖瘾。

以我为例，当我想喝甜饮料时，我不会选择牛奶咖啡或果汁，而是以8:2的比例混合蔬菜和水果，自己调制果昔。或者吃我最喜欢的巧克力，但必须选择可可含量超过70%的巧克力。同

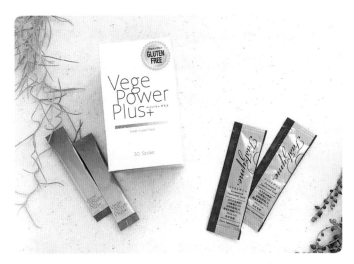

促进饮食的均衡，吃太多后的补救

图片从左起分别是Vege Power Plus、Fastzyme。Vege Power Plus可以用来促进饮食生活的均衡。吃太多了的时候，我会在第二天服用它。而且它的原材料是非加热的，安全又令人安心，还能补充人体容易不足的营养成分。

时也会避免点心、面包等。我就这样循序渐进，一点一点地减少量，最后成功地摆脱了白砂糖瘾。

我现在仍旧喜欢甜食，所以吃甜食时，为了促进其代谢，我还会另外准备1杯非加热、无添加的粉末青汁，以补充代谢所需的营养。

非常喜欢巧克力等西式甜点

把点心时间变成补充营养的时间

西式甜点会使用大量黄油等脂质，所以和糖分一起摄入后，会更容易囤积脂肪。

以我为例，我特别喜欢巧克力、糖果、冰淇淋、鲜奶油，以前每两三天就会吃一次。因为知道这些食物的热量很高，所以我会减少米饭的摄入量。这样做的后果就是营养失衡，导致身体无法顺利代谢甜食，让其在体内越积越多。

明明已经很努力地在减肥了，体重却不见下降，而且排便也不畅，无法将毒素排出体外，还出现了肌肤粗糙等问题，真的令人相当头疼。但当时的我并不知道问题出在哪儿。自从摆脱白砂糖瘾（参考P86）后，每当我想吃松饼时，就会用大豆粉自己做。想吃巧克力时，就会选择成分表中可可排第一，且可可含量超过70%的巧克力。

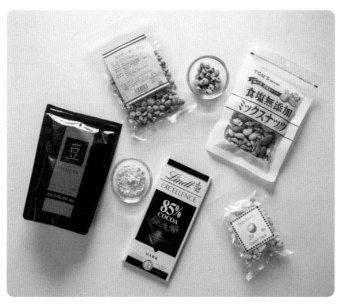

在点心时间补充维持美貌的营养

也可以吃一把坚果或鱼干。从左上起顺时针往下分别是油莎豆、无添加混合坚果、椰子干、特级排装85%可可黑巧克力、无麸质松饼混合装。

　　喜欢吃零食的人，可以选择椰子干、冻干蔬菜，注重满足感的人，建议选择备受关注的超级食物、蔬菜之友油莎豆。将甜点都换成身体喜欢的食物后，就可以在甜点时间补充营养了。

发胖习惯 **24**

如果是零热量的零食或饮料，就肆无忌惮地吃

身体需要热量，但人工甜味剂会麻痹舌头

在减肥期间，你是否会下意识地选择零热量的食品呢？

实际上，我曾经也认为如果是零热量的果冻，那么无论吃多少都可以！包装上写着零糖分，吃了也不会有罪恶感，所以总会优先选择零热量的食品。

但是，零热量的食品，食用之后马上就会感觉饿，或没有食用了的真实感，口腹之欲无法得到满足。究其原因，就是因为食用了零热量的食品后，身体会对味道起反应，开始渴求热量和营养，从而想要再多吃一点！

没有白砂糖也有甜味，是因为添加了人工甜味剂。少量的人工甜味剂就能达到几倍于白砂糖的甜度，所以舌头会麻痹。而且据说它和白砂糖一样，会让人上瘾，让人渐渐地无法满足于自然的甜味。在减肥过程中知道这一点后，我就不再食用零热量的食品了。

乍一看，零热量是减肥之友。但从真正的意义上来讲，它并不是。认识到这些，选择的食品自然就会发生变化。

- 名称：日式点心
- 原材料名：高纤维椰果、葡萄柚果汁、干番茄提取物、琼脂、酸味
  调味剂、香料、多糖胶、防氧化剂（维生素C）、甜味料（阿斯巴
  甜、L-苯丙氨酸化合物、三氯蔗糖）、乳酸钙、金盏花色素等。
- 容量：280g
- 保质期：1个月
- 储存方法：避免阳光直射、高温多湿、冷冻的环境。

零热量是一种恐怖的反自然产物

上图是零热量食品的原材料表。阿斯巴甜、三氯蔗糖等人工甜味剂可以
让人感觉到几倍于白砂糖的甜度，这是反自然的产物。会让味觉紊乱，
也会对激素、代谢、消化等产生不好的影响。最终会增加肥胖的风险。

发胖习惯 **25**

家或公司里有零食柜

胖子是一口一口吃出来的

家里或公司有没有专门放置零食的场所呢?

我家里常年备有零食,很多时候明明肚子不饿,零食也不是自己喜欢的,但就是会不自觉地去拿着吃。

开始一个人生活之后,更是如此。明明在减肥,回家后看到零食,就妥协了。这样的小事积少成多,最后就越来越胖!

有了零食柜后,只要看到就会想吃,所以赶紧把它撤了吧!实在想吃的时候,就出去买。一定要让自己生活、工作在不能马上吃到零食的环境中。

像这样设置了一个缓冲区后,曾经总是不自觉地拿着吃的你,就会开始思考自己是否真的想吃,甚至有可能嫌出去买太麻烦就不吃了。

如果这么做了之后,还是几乎每天都要去买零食,那就很有可能染上了白砂糖瘾（参考P86）。这时就需要重新审视饮食生活的根本，改善体质和味觉。

现有的零食存货，或别人送的零食，请不要一个人吃，可以分享给周围的人。通过分享零食，可以防止自己吃得太多。

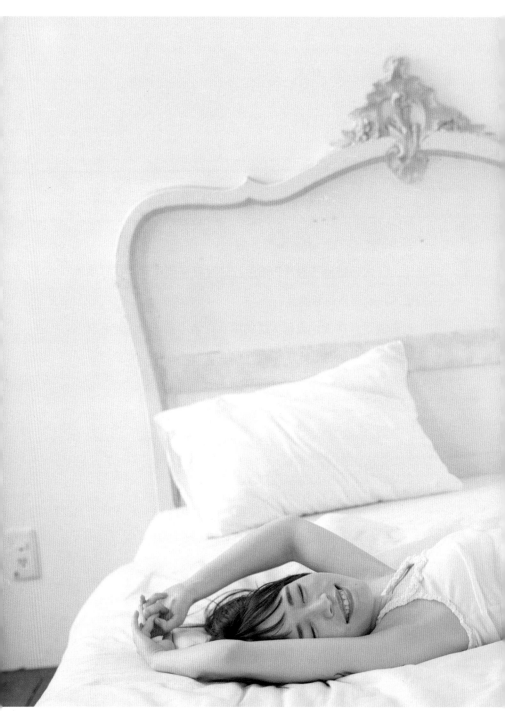

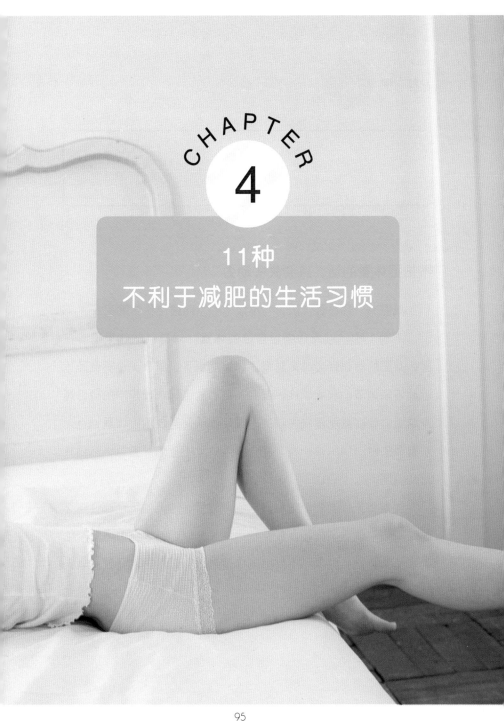

CHAPTER

4

11种
不利于减肥的生活习惯

发胖习惯 **26**

超过一个礼拜没有称体重了

不把握体重的话，终会失去动力

减肥时，你是否会因为"不敢上称"而逃避称体重呢？

不勤上称，就无法把握自己的体重。对自己的体重没有把握，减肥的意识就会越来越弱。体重增长了，第二天也不会通过运动等来调节。长此以往，就会离自己的目标或理想中的自己越来越远。我在减肥屡次失败的时候，不敢面对自己的体重，也无法直面失败。偶尔称一次，就会因为体重不理想而着急，然后开始乱减肥。

体重每天都要测。把握自己的体重后，一天的行动都会随之改变。如果体重下降了，就会觉得"好开心，继续努力吧"；如果增长了，就会觉得"不好！要多注意了"，然后就会注意当天的饮食。

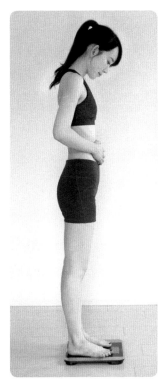

在新的一天开始时，
先把握自己的体重

受饮食、水分、月经前后等因素的影响，体重增减1~2kg是正常的，无需在意！成功的减重图表应该是呈锯齿状向右下方迁移。建议早晨测量，因为一天的行动都会随之发生变化。

　　如果称体重的时间不同，那么因用餐时间和浮肿的影响，将很难进行比较。所以请每天都在同一时间点称体重。最理想的时间是早晨上完厕所后。如果早晨比较困难，那晚上也可以。通过记录，可以看出减肥的进展和面临的问题。

发胖习惯　**27**

多数时候仅冲澡，不泡澡

泡澡有助于提高减肥效率

你洗澡时会泡澡吗？还是只冲澡？

只冲澡，身体难以暖和起来，不利于消除浮肿，也不利于缓解疲劳。从而导致减肥的动力下降，运动量减少，或想吃甜食。

我以前也觉得在浴缸里放水太麻烦，但现在，我已经把泡澡当成了美容时间。为了能尽可能延长泡澡的时间，我会在水中加入让身体更加暖和的浴盐，即便时间很短，也要为自己按摩。我开始思考如何提高沐浴时间的利用效率。浸泡在浴缸中，洗掉全身的疲劳，出浴后自然就会开展保湿工作，顺便按摩。如果只是冲澡，很难缓解疲劳，也会觉得护理工作很麻烦。

沐浴时间是治愈身心的时间。在可以慢慢泡澡的时候，我会放上音乐，或点上香薰蜡烛，看看书，充分享受休闲时光。想要消除疲劳的人，或想要提高女子力的人，请一定要让沐浴时间充实起来！

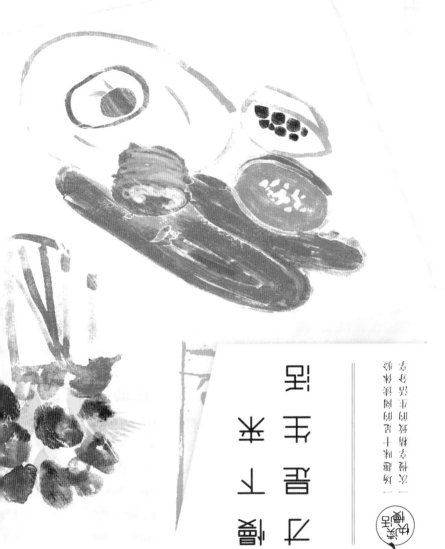

第七章 细胞世界

认识身边的蔬菜水果
绿色植物的生活

关注"快读慢活",
获得更多好图书。

扫码关注"快读慢活",
你将有机会获得:

◎ 第一时间获得新书资讯

◎ 线上线下粉丝交流互动

◎ 不定期举办粉丝见面会

◎ 作者签名及限量图书抢先赠送
（文创、图书、生活用品）

◎ 重多图书免费赠送

微信: 快读慢活
微博: @ 快读慢活
邮箱: kuaidu001@163.com
电话: 010-84775016

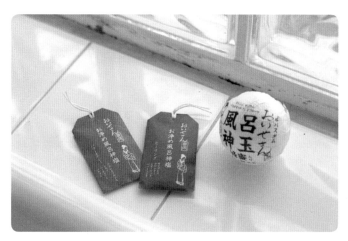

洗澡时可以准备一些让人心情愉悦的沐浴产品

为了犒劳自己买的浴盐。（左、中）Oisesan的净化浴盐/Power Energy、Healing。（右）Oisesan的浴球/含蜂蜜。这些产品的香味和发汗性都不错，我非常喜欢。

发胖习惯 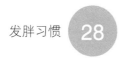 28

不善于整理，房间凌乱

凌乱的房间会削弱减肥的动力

你的房间收拾得干净、整洁吗？还是乱糟糟的？

和朋友、美容院的顾客交流的过程中，我发现不善于整理的人多数都不善于自我管理。房间脏乱的话，就会因为没有锻炼的场所而疏于锻炼，因为护肤品不见了而无法护理、按摩，因为厨房堆积了一堆杂物而不想自己做饭。

失去减肥的动力时，请打扫房间吧！

干净的房间会让人更有动力减肥。而且，打扫总比无所事事消耗的热量多。收拾房间不仅可以让房间和心情焕然一新，还有助于减肥，可谓一举两得！不夸张地说，不收拾房间就相当于放跑燃烧脂肪的机会。

当没有心情收拾房间时，就想象一下变瘦、变美后的自己待在干净明亮的房间里的美好情景吧。

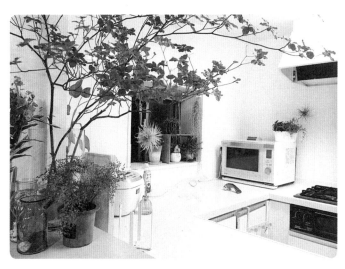

把厨房打扫干净，营造一个让人想做饭的环境

和减肥密不可分的饮食源自厨房，所以我一直努力让它保持令人心情愉悦的状态。另外，增加绿意有助于心神安宁。

发胖习惯 29

钱包经常鼓鼓的

很有可能还没为减肥做到断舍离

请注意一下你钱包的厚度。是非常轻薄呢，还是鼓鼓的？

钱包鼓，多数是因为里面塞满了收据、优惠券和积分卡。"想要积累积分，获得更多优惠""想要用优惠券获得更多折扣"，这样的心情虽然能够理解，但是你不觉得为了使用优惠券、积分卡而去消费的行为有点本末倒置了吗？比如，想要用优惠券尽量节省伙食费的想法，为出去用餐创造了理由，而这就是一种发胖的习惯。

钱包里的优惠券、积分卡都还没过期吗？积攒到钱包都鼓起来了，说明很有可能没有定期整理。和没有收拾的房间（参考P100）一样，这也许是减肥动力下降的征兆。

不整理钱包的人，可能有收集癖。也就是说，东西只会增加，不会定期进行断舍离。这一类人往往也不擅长减肥的断舍离。所以，除了真心想去的地方以外，其他地方的优惠券和积分卡都请扔掉，养成断舍离的习惯。

高中时，我曾在便利店打过工。当时就感觉钱包又鼓又乱的人，大多不在乎仪容和体形。**钱包和房间是体形的镜子**。请有意识地保持其整洁。

总是穿宽松的衣服

不掌握自己的尺寸，就无法察觉自己胖了

减肥成功之前，我的衣服都是遮盖体形的宽松版型。因为胖，感觉难为情，所以总会下意识地选择看不出身体线条的衣服。而穿着这类衣服，即使自己又长胖了，也很难察觉，身体就此懈怠。

如果想要减肥成功，请先买一条可以确认自己尺寸且没有弹性的裤子。我当时是以前辈给我的牛仔裤为目标的，那条裤子比我的尺寸小3个号，膝盖以上都提不上去。后来，经过努力，一点一点往上提，最后终于穿上的时候，别提多高兴了！我上传到社交平台上的第一张照片，就是穿着一开始以为绝对穿不上的牛仔裤的背影。

想穿的衣服可以作为减肥的具体目标，提高减肥的动力。怎么都提不起干劲的人，请先买一件衣服放在那里，然后把必须变瘦写入自己的计划。如果是令人期待的计划，积极的态度就能一直持续下去。

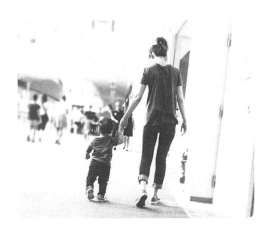

一直想穿的牛仔裤

一开始只能提到膝盖的牛仔裤，随着体形的变化，开始一点一点往上提。扣上扣子时的喜悦，我到现在还无法忘记。

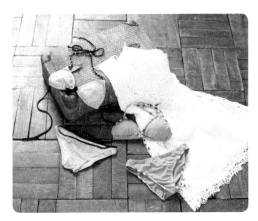

确定目标，按下干劲的开关

如果总是提不起劲，就请先按下干劲的开关！最好的方法是制定尽可能具体的目标。比如，暑假和男朋友去夏威夷等，明确目标后，要变美的决心自然就会更加强烈。

发胖习惯 **31**

刷牙时仅刷牙

不利用刷牙时间做运动真是太浪费了

你在刷牙时，大脑是不是还处于迷迷糊糊的状态呢？除了刷牙什么都不做，那就是浪费时间！**在刷牙的时候，或做其他每天都会做的事情的时候，见缝插针地进行运动，很容易就会变成一种好习惯。**

在运动方面，我曾经也是三天打鱼两天晒网。但自从决定利用刷牙的时间做提臀运动后，就坚持了下来，现在已经变成了一种习惯。

除了刷牙的时间外，还可以利用上下班的时间、等红绿灯的时间、站在地铁里的时间、吹头发的时间、看电视的时间、看手机的时间、陪孩子玩的时间、打扫的时间、洗东西的时间、坐在椅子上的时间、刚起床的时间、睡前的时间……如果在这中间，有自己可以利用的时间，请务必从今天开始实践起来。

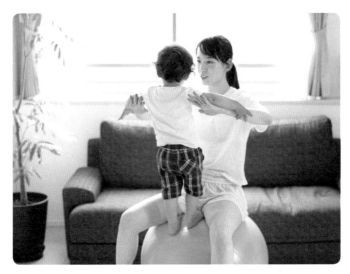

陪孩子玩的时候，也可以做运动

陪孩子玩的时候，我也会加入进去，一边玩一边尽量活动自己的身体。
比如，利用健身球轻轻蹦跳，利用腿部力量举高高，在公园里活动身体
一起玩等。

　　"每天做50次腹肌训练""晚上走1小时路"等，如果是在
日常生活中增加新的运动时间，那么会因为难度大而坚持不下
去。但如果是在日常生活中顺便做运动，那么就容易养成习惯，
而且坚持下去的可能性会高很多。

见缝插针地做提臀运动

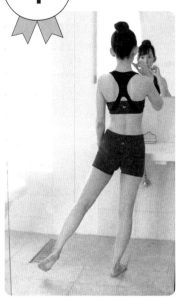

刷牙等空闲时间，如果不加以利用，迷迷糊糊地度过，就太浪费了！和每天的刷牙习惯一起做，提臀运动也会变成一种习惯。抬腿的角度不同，发力的部位也不同，所以抬至臀部有感觉的地方后，请保持不动。

确认发力部位

一天会刷2~3次牙吧。多数情况下，每一次我都会做不同的运动，早上做拉伸，晚上做提臀。做的时候，请把手放在臀部，确认发力部位。臀部发力时，手碰触的部位会变硬，可以通过这点来判断是否发力。

〈 **锻炼臀部上方** 〉

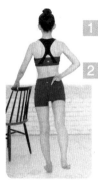

1 背部挺直，腹部用力，站直；

2 固定腹部，然后向后方抬腿（做的时候请确认臀部是否发力）。

〈 **锻炼臀部两侧** 〉

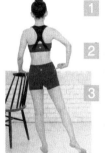

1 背部挺直，腹部用力，站直；

2 脚尖向外打开一定的角度；

3 向斜后方抬腿（做的时候请确认哪个角度会让臀部发力）。

exercise
IDEA

2

利用吹头发的时间
打造小蛮腰

吹头发的时间，当然也可以用来做运动！扭腰运动虽然简单，但对打造小蛮腰以及缓解便秘都很有效。除此之外，洗碗的时间、看电视的时间等都可以做这个运动。

＜　打造小蛮腰的方法　＞

固定上半身不动，仅大幅扭动下半身。请保证左右扭动的次数相同。等习惯之后，再增加运动强度，让腰部画横着的"8"字。

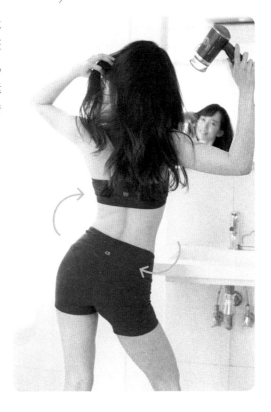

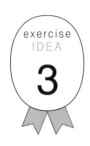

exercise IDEA 3

干家务或办公时，做转舌运动

干家务、办公等没人注意你的时候，可以做转舌运动。它具有
很多喜人的效果，比如让法令纹变浅、预防或改善脸部色斑和
皱纹、瘦脸、美容抗衰老、减肥、改善口臭、提高睡眠质量等。

〈 拥有多种美容效果的
转舌运动 〉

1 用舌头一边舔牙齿一边转动

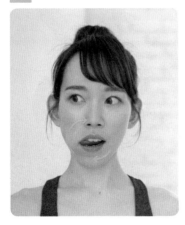

双唇合拢，把舌头抵在牙齿表面。然
后慢慢地沿着顺时针方向用舌头舔牙
齿，1组转动20圈左右。

2 反方向转动舌头

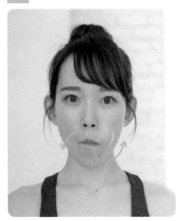

反方向也转动20圈左右。每天做1~3
组效果更佳。

POINT

一开始的时候，舌头深处的肌肉可能会因为疲劳而发疼。这
是肌肉平时没有锻炼的证明。我一天至少会做1组，最多的时
候做过5组。需要脸部保持良好状态的前一天或当天早上，我
一般都会非常认真地做转舌运动。

exercise
IDEA

4

办公时锻炼大腿

如果在办公时也能减肥就好了。这个运动有助于改善美腿不可或缺的大腿内侧的线条。除了工作时间以外，只要坐着都可以进行，所以请务必尝试一下。

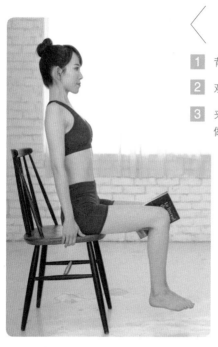

〈 紧致大腿内侧的 〉
锻炼方法

1 背部挺直，坐在椅子边缘；

2 双腿之间夹一本书；

3 夹着书，双脚离地，保持10秒。做2~3组。

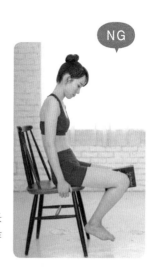

NG

姿势不对，会……

姿势不对，不希望长肌肉的地方可能会长出肌肉。无论是哪种运动，都要注意动作的核心与姿势，用正确的姿势来锻炼。

发胖习惯 **32**

每天晚上 12 点后睡觉

睡眠不足会影响减肥

你每天几点睡觉呢？人们常说睡觉是美容的黄金时间，而只要是关于美容的事情，我多少都知道一些。但减肥成功前我并没有意识到睡眠对减肥也非常重要。

我最胖的时候，每天晚上两三点睡觉是家常便饭。那时，我经常感觉疲劳，脸部浮肿，自律神经紊乱，出现了暴饮暴食的倾向。随着免疫力的下降，身体也不太健康。肌肤更是坑坑洼洼，十分粗糙。而且因为疲倦，身体开始渴求甜食。但当时我并没有察觉这都是睡眠不足造成的，只以为是压力太大了。

睡眠时间是修复身体细胞的时间。不仅会促进肌肤的再生，还会促进身体的新陈代谢，消除浮肿，缓解疲劳。最佳睡眠时间虽然因人而异，但通常也都在6~8小时左右。所以，如果你的睡眠时间不足6小时，那么即便为了美容，也请增加睡眠时间。如果怎么睡都睡不饱，那就努力提高睡眠质量吧。你可以通过泡澡（参考P98）放松身体，取得交感神经和副交感神经的平衡。

给自己定一个睡觉的时间，然后在那一小时前，将房间的光线调暗，会驱赶睡意的手机以及电视机等散发强光的设备也要关机。你可以喝不含咖啡因且具有放松效果的香草茶，轻松舒畅地度过睡前时光，以此让平日勤奋努力的自己获得充分的休息。请通过高质量的睡眠打造更健康的身体吧。

发胖习惯 **33**

不照全身镜

注意不到自己的变化，导致动力下降

在指导减肥的时候，有时会遇到不照全身镜的人。如果不看自己的裸体，就无法把握身体的变化，进而难以想象出自己理想中的身体线条具体是怎样的。要减哪里？怎么减？都无从得知。

另外，不看自己裸体的人，很难察觉身体细微的变化，所以会看漏是胖还是瘦的征兆，导致动力下降。

体重不变的前提下，如果体脂肪率上升，肌肉量减少，身体的线条就会垮掉。不察觉自己的细微变化，也就无法发现自己正在逐步变成易胖的体质。

如果没有全身镜，就使用智能手机的相机定时功能，拍摄自己直立时的正面照、侧面照、后背照。即便现在的身材离自己的理想还相差甚远，也要接受这样的自己，因为这是变美过程中的必经之路。通过定期拍摄照片，可以发现自己瘦了，而这有利于维持减肥的动力。

记录变化

减肥前、体重稍微减轻一点的时
候、感觉身体线条发生变化了的
时候，请拍照依次记录下来。通
过比较，你可以发现自己竟然变
了这么多，从而更加有动力地进
行减肥。你也可能看了照片之后
才会下定决心开始努力，并发誓
绝对不会回到这样的体形！

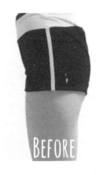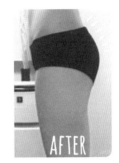

一天至少要照2次全身镜！

我每天至少会照2次全身镜，早晚
各1次。养成每天确认的习惯后，
我对浮肿的差别等细小的变化变
得敏感起来了。

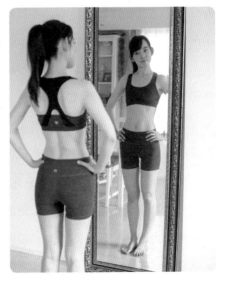

发胖习惯 **34**

日常生活中，步行的时间很少

缺少步行的环境，容易缺乏运动

我一直为自己腿粗感到自卑，所以为了让腿尽可能显得长一点，我经常强迫自己穿高跟鞋。但是每次穿高跟鞋，脚都会马上感觉疼痛，需要停下来休息。而只要一休息，我就会喝甜饮料。而且，因为穿高跟鞋走路的时候身体会前倾，所以大腿前侧突出很严重。现在想来，造成腿粗的罪魁祸首就是我自己吧。

我减肥成功的原因之一便是步行。我几乎每天都会把儿子放在婴儿车里，推出去晒太阳，顺便步行。去超市采购时，也会为了尽可能多走一点路而绕远。汽车和自行车尽量不使用，之前开车去的地方，就坐电车过去，尽可能多累积步数。

如何度过节假日也发生了变化。我开始思考哪里可以多走路，开始寻找走路也可以很有乐趣的地方。像逛动物园那样，不用刻意去走就能累积步数的地方应该有很多。逛街也可以，去商场寻找变漂亮后穿的衣服，可以增加减肥的乐趣。

另外，成为母亲后，我开始买外形简单、走起来很舒适的鞋，也就不太穿高跟鞋了。结果，原本受高跟影响向前突出的大腿前侧自然而然地平坦了下来，腿部线条变得非常流畅。

　　我准备了方便活动的衣服、鞋子、可爱的婴儿车和防晒帽，为自己创造了想出去步行的环境。而正是这一点，让我得以更快地减肥成功。

没那么多时间步行的大忙人也可以轻松实践的

短时 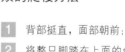 运动

用不着特意留出运动的时间！
下面介绍6个我经常做的短时运动。

短时运动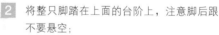
⚡1　用楼梯代替电梯

减肥成功之前，我无法理解明明有电梯，却特意去爬楼梯的行为。但同时，我也想瘦，想变美，也知道自己缺乏运动。现在想来，当时竟然没有做这么简单的运动，真是可惜。发力部位位于大腿后侧和臀部之间，所以请在平时上下班的时候，或在外跑动的时候，利用这个方法。

〈 **高效的爬楼方法** 〉

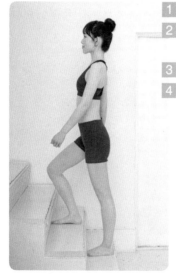

1　背部挺直，面部朝前；
2　将整只脚踏在上面的台阶上，注意脚后跟不要悬空；
3　大腿后侧发力，推动身体向上向前移动；
4　将重心放在脚后跟上，而非脚尖。

请将重心放在脚后跟上，向上蹬的时候注意用大腿后侧到臀部之间的部位发力。

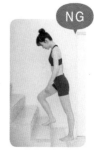

· 姿势不正确，面部朝下；
· 将重心放在脚尖，脚后跟露在上一个台阶的外面。

118

等红灯时单腿站立

在等红灯时，或其他空闲的时间，我会轻轻抬起一只脚，用腹部或臀部稍微发力，保持平衡。养成习惯之后，做起来就会变得很轻松，注意力也会有所提升，所以建议在工作前做一遍。

〈 单腿站立的方法 〉

在外面等红灯时

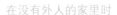
在没有外人的家里时

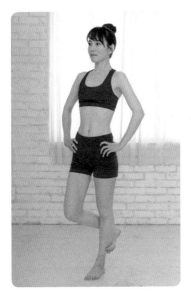

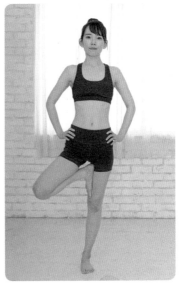

干站着的时候，我通常会抬起一只脚，保持身体的平衡，锻炼核心肌群。因为有外人在，动作不能太大，所以我会悄悄地抬脚，保持不动。左右两边做相同的时间。即便只是背部挺直，腹部或臀部发力保持不动，也会带来很大的不同。

在自己家里，我会把腿抬至最上方，然后保持不动。在晾衣服时，或想要集中注意力时，我都会做这个动作。一开始的时候，你可能会完全无法维持平衡，但慢慢地，就能保持了。所以请一定要坚持下去。

一边看电视一边转动肩膀

肩胛骨周边的拉伸也是我会有意识进行的运动之一。通过聚拢、打开、转动肩胛骨，扩展可动区域，可改善常见的肩膀内扣问题，促进血液循环。定期缓解肩周酸痛，扩展可动区域，还能防止肩周炎，改善体态，从而间接调整身体线条。

〈 **转动肩膀的方法** 〉

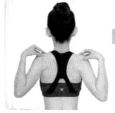

聚拢肩胛骨
1 将手轻轻搭在肩膀上，用力向后聚拢肩胛骨。

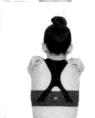

打开肩胛骨
2 双臂十字交叉，握住相反方向的肩膀，打开肩胛骨。

配合呼吸，反复进行5～10次左右。

只要有时间，就揉捏肌肉

看电视的时候，或空闲的时候，我会揉捏手臂、大腿上的肉。只需揉捏就能改善血液循环，消除脂肪团。所以在外面无法按摩的时候，就用力揉捏自己在意的部位吧。

〈 **揉捏肌肉的方法** 〉

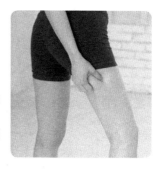

经常揉捏下半身和手臂
一开始可能会疼，但这是脂肪团囤积的证据！在揉捏的过程中，脂肪团会渐渐松弛，产生痛感。一开始的时候，请用疼痛程度刚刚好的力度揉捏。

短时运动 5

坐在椅子上拉伸脚踝

你是否会拉伸脚踝呢？我有体寒，下半身容易发冷，所以为了促进血液循环，提高柔韧性，我经常拉伸脚踝。当你坐在椅子上时，请务必试试这种动作。

〈 **拉伸脚踝的方法** 〉

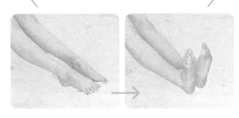

伸直脚背

坐在椅子上，背部挺直，脚向前伸直。脚尖也要伸直，然后保持这个姿势不动。

回勾脚踝

呼吸2次左右后，用力回勾脚踝，像是要向前推出脚后跟一样。两个动作重复5次左右。

短时运动 6

随时都可以收紧腹部的腹式呼吸

体态差是身体线条不优美的原因之一。请经常有意识地挺胸收腹，保持美好的体态。坚持下去，腹部的形状也会变美。

〈 **腹式呼吸的方法** 〉

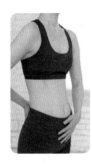

吸气

用鼻子吸气，让腹部鼓起来。

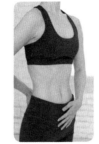

呼气

用嘴巴呼气，让腹部瘪进去。

发胖习惯 **35**

经常穿会留下勒痕的内衣

会留下勒痕的内衣容易导致身体发冷、浮肿，形成淤血

在做美容师的时候，我见过很多文胸和内裤的边缘部位向下凹陷，或因为色素沉着而发黑的顾客，不合身的内衣给她们的肌肤造成了负担。留下勒痕的内衣会阻碍血液流通和淋巴循环，导致血液循环变差，身体发冷、浮肿，严重的时候，甚至会形成淤血。自从发现这一点之后，我就开始改穿不会压迫肌肤的全蕾丝内衣或无缝内衣等。

我平时使用优衣库的塑形二分裤来矫形。它不仅可以充分包裹住臀部向上提拉，遮盖内裤的勒痕，而且还很便宜，所以我十分喜欢。

Grant E One's 的塑身内衣是我在美容院工作时就接触过的产品，因为效果显著到肉眼可见，所以我也为自己买了一套。产后塑形就不用说了，现在每次穿凸显身体线条的衣服时，我都会使用这套塑身内衣。考虑到其效果，我真的觉得物有所值。

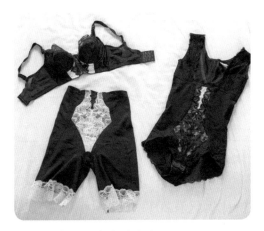

凸显身体线条的优质内衣

Grant E One's 的塑身内衣能有效地提拉臀部，并把腹部的肉聚拢到胸部，打造流畅的身体线条。我产后塑形用也是它!

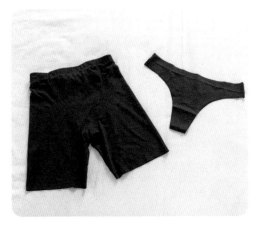

选择不会有勒痕的内衣

图片（左）优衣库的塑形裤，（右）优衣库的无缝内裤。这两件是我平时会使用的产品。内裤不会勒到肌肤，毫无压力！选择内衣时，要看其是否会留下勒痕。

认为提高基础代谢最好的
方法是增肌

肌肉在基础代谢中占的比例只有20%不到

"只要提高基础代谢，就能瘦！"我也是这么认为的。因为据说人体一天消耗的能量中，运动占20~30%，基础代谢占60~70%。

基础代谢是指一天什么都不做也会消耗的能量。也就是说，如果什么都不做就会消耗的能量增加，减肥的效率就能提高。

关于基础代谢，最广为人知的是肌肉。我原以为只要增加肌肉量，基础代谢量就会急剧上升。但实际并非如此。因为在基础代谢中，身体各部位的能量消耗比率是这样的：

肝脏27%　　　　大脑19%

肌肉18%　　　　肾脏10%

心脏7%　　　　　其他19%

肌肉的占比竟然不到整体的20%！所以，比起拼命锻炼肌肉，提高内脏等的功能更能有效地提高基础代谢。

特别是肝脏。它占了将近整体的1/3，所以一定要提高肝功能。而提高肝功能离不开维生素和优质蛋白质。希望你有意识地摄取富含维生素A的肝、富含维生素C的红彩椒、欧芹等黄绿色蔬菜以及富含多种营养成分的芝麻。

　　积极摄取各类维生素，从内脏开始提高基础代谢吧！

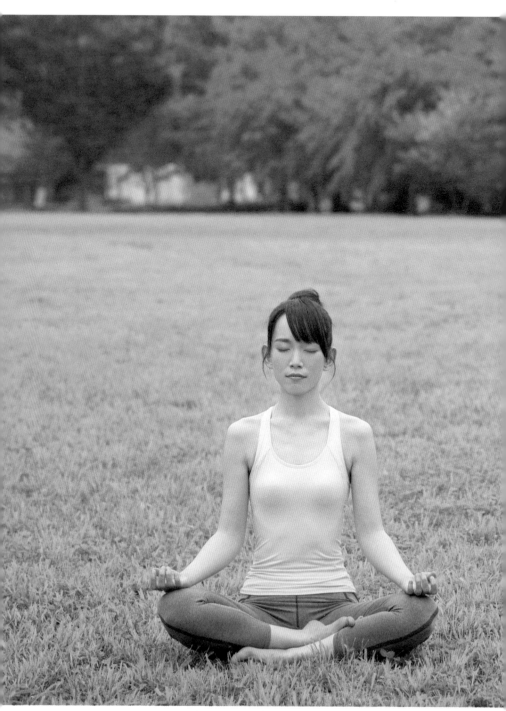

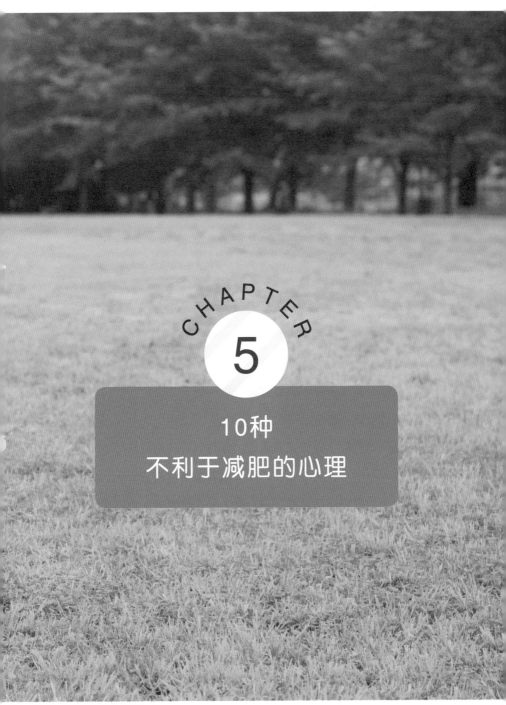

CHAPTER

5

10种
不利于减肥的心理

发胖习惯 **37**

口头禅是“明天开始努力”

收获成功的都是能够持之以恒的人

在减肥的过程中，你是否有过“明天开始努力”的想法呢？我减肥成功之前，每当放弃减肥或吃多了的时候，都会这么想。但是，你想一下，你见过几个口头禅是“明天开始努力”的人，真的能够坚持下去呢？瘦身之后不反弹的人，都是能够将身体喜欢的事情当做习惯来坚持的人。

需要注意的坏习惯还有这些：任何事都要拖到最后才做、先后顺序不明确、行事看心情、缺乏逻辑且条理不清晰等。如果你符合这些，就说明你可能不擅长在大脑中整理。不会整理的话，就会拖延每天的任务，难以形成习惯，无法持之以恒。

我会使用便签，整理今天必须完成的事情。待办事项太多，脑袋一片混沌时，我会列出TO DO LIST，然后排列出先后顺序。这样一来，首先应该做什么就一目了然了。情绪也会稳定下来，积极地一项一项去完成。

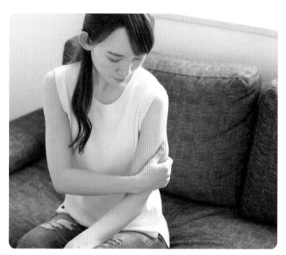

做现在能做的

在空闲的时候揉捏手臂，可以一边做其他事一边揉捏。希望你能养成很多好习惯。

利用手机应用程序整理思绪

便签类的手机应用程序可以随时随地做简单的记录，对整理自己要做的事、想做的事很有帮助。对于健忘又不擅排列先后顺序的我而言，是不可或缺的工具。

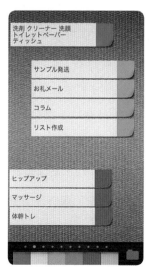

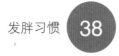

发胖习惯 38

无法想象出理想中自己的样子

瘦身成功后的样子是激励自己的最大动力

你能具体地想象出自己瘦身成功后的样子吗？

以前为了让美容的顾客能够尽可能具体地想象出变瘦后的自己，或自己理想中的线条，我会给她们拍照，然后用笔涂掉她们想减掉的部位。一旦对理想中的自己有了具体的概念后，自己的斗志就很容易被激发出来，心里发誓"我一定要成为这个样子！"

自记事起，我的下半身就很胖。所以即便把自己的脸贴到模特的脸上，也无法想象出纤细的自己。

所以，我试着用美图软件把自己穿着内衣的照片修成了理想中的样子。当理想中的自己出现在眼前时，我内心瞬间升起了"要是我能变成这样该有多好啊"的感慨。

我把修过的照片保存了下来，每当减肥动力下降的时候，就拿出来看看，每次都能让我瞬间满血复活。

怀孕期间，因为妊娠反应，我变得很能吃，所以也变胖了很

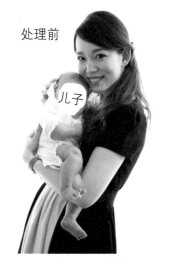

处理前

儿子

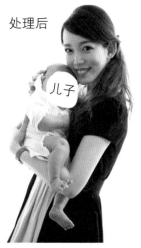

处理后

儿子

进行想象训练，勾勒出理想中的自己

上面的照片，我对上臂、后背、脸部的线条做了调整，让其更加接近理想中的自己。为了能够更直观地想象出来，建议拍摄穿着内衣或单衣的全身照。

使用美图相机等手机修图类应用
程序制作出理想中的自己！

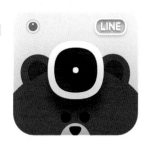

多。那时，我就看着那张照片，对自己说："产后减肥一定要成功！"还在脑内进行了想象训练。

没有计划，光想着要瘦 ○ kg

合理的减肥计划是通往成功的捷径

很多人都没有制定具体的计划，光在口头上说"只是想要瘦一点""虽然没有数据支撑，但我的目标是减 ○kg"。

我曾经减肥失败过很多次，那时从没有考虑过要以什么样的计划，用多少时间减重，体重下降后想做些什么等。所以，才会制定出"一个月瘦5kg"这样盲目的计划。

减肥之初，最重要的是制定能够维持动力的合理的减肥计划。在工作中，推进大项目时，首先会制定一个大目标。然后为了达成这个大目标，又会列出几个小目标，这时候人们就会思考在什么时候之前做什么，之后又会有什么样的未来在等待。当计划进展不顺利的时候，又会思考哪里出了问题，应如何改善这个问题。减肥也同样，朝着大目标，一步步完成阶段性的小目标，遇到问题就修正轨道。这才是减肥成功的诀窍。

比如，一个月内最多可减少的体重是现有体重的5%。超过这个数值，身体就会感觉生命受到了威胁。而为了维持生命，身体会进入囤积模式。这样的后果是下一个月可能会进入瓶颈期，体重可能会增加，不仅如此，月经也可能会变得不规律。雌性激素和精神、身体状况有很大的关系，所以在减肥的过程中，应该加以利用。如果体重能够在5%的范围内顺利减轻，那么下一个月的减重目标就应该按照最新体重的5%来计算。

第135页简单明了地归纳重现了我产后减肥时所写的东西。提起笔之后，脑中原本模糊的想法一下子就明朗具体起来了。而且，通过表上的数据还可以把握自己的变化，并找出下一阶段减肥需要解决的课题。所以，这张表不仅可以让你维持动力，同时还能帮助你顺利地减肥。为了避免制定盲目的计划后减肥失败或反弹，请每隔两周至一个月填写1次，准确把握自己的减肥进展。

写完目标体重和体脂肪率后，我会具体地思考"到什么时候为止""想有怎样的变化""想要做什么"等问题，然后填进去。决定最终期限之后，请按照这个期限反向推算，制定减肥计划。

盘查自己身上的发胖习惯，将其列出来。然后请在"从今天开始想要改变的地方"填入改善的具体方法。

　　下一次的犒赏、运动时间、缓减压力&提高动力这三栏是为了防止你过于拼命而设置的。请多写一点令人兴奋和心平气和的事情。希望你能找到适合自己的减肥法。

目标表

请每隔一个月填写1次。
通过每个月的重新评估，一点一点改善生活。

START ➤ 0/0/0 ~ 0/0/0

目标

体重 _____45~46_____ kg

体脂肪率 _____20_____ %

我的 Before or After

	上臂	腰围	臀围	大腿	小腿
START 66 kg 32 %	28 cm	74 cm	102 cm	59 cm	34 cm
Now 46 kg 19 %	23 cm	58 cm	86 cm	46 cm	29 cm

• 到什么时候为止?
制定最终目标以及每个月的小目标。

• 想有怎么的变化?
45~46kg 改变下半身的线条!

• 想要做什么?
想要美美地穿牛仔裤和紧身裙。

现在的发胖习惯表

√ 经常一边做事一边吃   √ 逛豪食面包区
√ 用餐速度比别人快   √ 即便肚子饱了，只要有吃的，就会吃
√ 经常乘坐电梯   √ 不擅长整理
√ 用甜食犒劳自己   √ 经常食用面包、意面
√ 经常吃单点菜类菜品   √ 刷牙时什么都不做
√ 戒不掉甜食   √ 很少步行和爬楼
√ 经常食用加工食品

从今天开始想要改变的地方

用餐时，每口咀嚼30次
不一边做事一边吃
能忍着不吃零食，为美容产品存钱
不逛零食区、面包区
用坚果代替零食
用香草茶代替牛奶咖啡
用糙米代替大米，或在大米中混入杂粮
刷牙时做运动

请列出需逐步改变的事情

下一次的犒赏

如果一个月内减重超过3kg，就买一
直想要的身体精油!

运动时间

刷牙、看电视、吹头发、哄孩子睡觉
的时间、看手机等时间。

缓减压力&提高动力

卡拉OK   买杂志
泡澡   看书、看电影
可以随便吃的日子

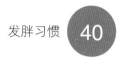

> ## 会定期去健身房或美容院，
> ## 所以没问题

不要因为"会定期去"而感到安心，要解决根本的问题

"会定期去健身房或美容院，所以没问题。"曾经我也是这么认为的，所以经常放松警惕。美容院也有不少顾客，觉得自己做不到的事，交给教练就万事大吉了，结果因为过于安心而发胖。

我身上有很多发胖习惯，但当时我对此毫无所觉。所以也没有着手改善最根本的原因，只是非常苦恼，觉得明明花了钱去做瑜伽、去健身，为什么就是没有成效呢？"

定期去健身房或美容院是非常值得鼓励的事情！但是，成效不显著就很可惜了。所以，请在健身或美容的同时，改善自己的饮食习惯和生活方式。两方面同时进行，效果会更加突出，取得成效所需的时间也会更短。时间短就意味着投入的金钱少！真的是百利而无一害。

建议使用饮食记录簿等，来重新认识自己平时的饮食和生活。这本书上也附有饮食记录表（参考P157）。请采用适合自己的方法进行记录，寻找根本的原因。

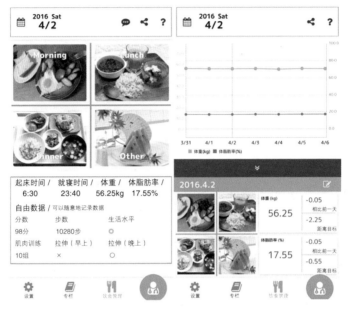

使用手机应用程序记录吃过的东西

我经常使用的应用程序Lifemeal页面简洁，记录起来非常方便！还有关于食材基础知识和食物的专栏，读过之后还能增长知识。大家可以寻找适合自己的应用程序！

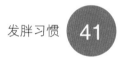

为自己找很多做不到的理由

如果不寻找解决方法，身体就不会有所改变

减肥停滞不前时，即便你找出一堆理由来掩盖自己的懒怠，身体也不会有丝毫改变。如果你不努力，身体就只能回馈给你不努力的结果。我在指导减肥时，见过很多顾客为自己做不到找各种理由，有时甚至还会有这样或那样的埋怨。他们减肥的成效往往是很缓慢的。

与其找理由，不如好好想想该怎么解决。只有想办法解决，身体才会有所改变。所以请为自己找的理由寻找改善的对策吧。

感觉疲劳？身体疲劳时也能做的事情有哪些？有没有从根本上消除疲劳的方法？

健忘？有没有让自己不会忘记的方法？比如贴便签，或将待办事项设置成手机的待机画面。

感觉麻烦？如何提高动力？

没有钱？不是有钱买零食吗？有没有不用花钱就能在家里做的事情？

减肥环境不好？能不能和别人分享零食？真的非吃不可吗？

有孩子在？可以一边和孩子玩一边做的运动有哪些？你会不会做有益于孩子健康的饭菜？

不要觉得自己做不到就破罐子破摔。请好好想想该怎么解决，寻找突破口。

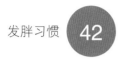

发胖习惯 **42**

> # 完美主义，只要有一件事不顺利，
> # 就全盘否定

过高的目标终会以失败收场

制定减肥计划后，因为有一天完成得不顺利就自暴自弃地觉得自己肯定不会成功。这样的经历，你有过吗？

这种情况经常出现在完美主义者和很努力的人身上。"必须要做这个和那个！"他们的这种心情太过强烈，以至于经常把自己逼迫到痛苦的边缘。我曾经也有过这样的经历。想着"夏天来临之前，每天做100个深蹲，肯定能瘦！"于是就干劲十足地开始实施了。结果第二天就因为肌肉痛而放弃了。而且因为100个深蹲过于痛苦，我甚至讨厌起了深蹲。

减肥时，与其制定不处于最佳状态就无法完成的计划，最终以失败收场，还不如慢慢地坚持下去。往往后者更能顺利地帮你减肥。

动辄放弃的人，可以设定两个目标，一个是理想的运动量，一个是即便身体不舒服或精神不佳，也可以每天完成的最少的运动量。平时只要完成最少的量就可以了，但身体状态好的时候，

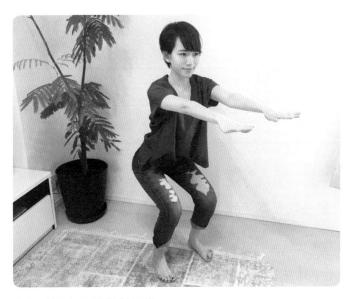

空闲时间穿着便服做深蹲

比起一天做100个深蹲，你可以降低难度，每天做一组10个，会更有效果。只做10个的话，利用空闲时间就可以完成，都用不着特意换衣服。

或持续一段时间之后，可以增加运动量，使其接近理想值。如果无法每天都做，也可以一周做3次。总之，心态要平和，完成目标后，要好好好嘉奖自己！

如果不立马见效，就闷闷不乐

减肥是一项长期工程，不能忽喜忽忧

很多人认为减肥可一蹴而就。你是否会为了体重的增减而忽喜忽忧，增长了1kg就闷闷不乐呢？

很多人进入6月之后就开始着急，想要努力"在夏天到来之前减5kg"。但是，短期内减重过多是非常危险的。即便通过节食减肥，一个月成功瘦了5kg，也会对身体造成负担，导致肌肉量和代谢降低。而这又会影响肌肤，让你看上去老了很多。

最重要的是，减重不合理的人，几乎都无法坚持下去，到了冬天就会反弹。而且到了下个夏天，会变得更难减。

比如，便秘体质的人，不容易出汗的人，没有喝水习惯的人，代谢功能不好的人等，这些人的减肥效果很难立即显现。请记住，减肥是一项长期工程，必须和改善体质同时进行。自己身体的基本功能提高了，自然就会变成易瘦难胖的体质。

请立即停止短期集中式的减肥，开展能坚持到五年后的合理减肥。乍一看，这好像饶了远路，但其实这才是保持美丽的捷径。

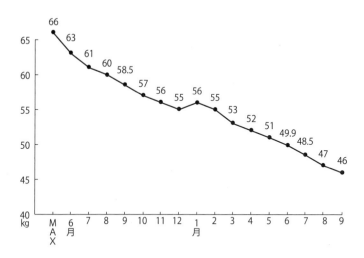

体重逐步降低

每天的变化虽不明显，但是体重确实一点一点稳步减少了。请将体重的
变化控制在1~2kg的范围内，并逐步减少。

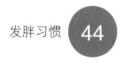

靠吃缓解压力

压力之下的暴饮暴食非但不能解决问题，反而会增加压力

在我还是美容院店长的时候，培训员工、管理营业额等责任都落在我肩上，所以当时的压力非常大。回家后，我几乎每天都暴饮暴食，体重更是一路飙升到了58kg。那时，我给自己找了个理由："压力这么大，我也没办法。"

暴饮暴食是为了缓减压力，但是胖了之后，自己又心生厌恶，由此产生的压力又驱使我去暴饮暴食……就这样，形成了一个恶性循环。虽然知道这样会胖，但暴饮暴食是缓解压力最简单的方法，而且还染上了白砂糖瘾（参考P86），所以我完全无法戒掉。

促使我下定决心戒掉一有压力就暴饮暴食的，是产后减肥。一想到自己摄入的东西会通过母乳进入儿子的身体，我就强烈地意识到不可以吃不健康的东西。

在镜子里看到因为压力而暴饮暴食的自己后，我觉得自己狼吞虎咽的样子真的是太难看了。也就在那时，我终于有了"绝对要戒掉"的想法。而且我也发现靠吃缓解压力不仅不能解决任何问题，反而会增加压力。

在那之后，每当感觉有压力的时候，我就会看电影大哭一场，或找时间一个人待着，或去做高温瑜伽，或悠闲地泡个澡。我找到了适合自己的解压方法，暴饮暴食自然也就压制了下来。

你的解压方法是什么呢？请务必找到除了暴饮暴食以外的方法。

MEDITATION

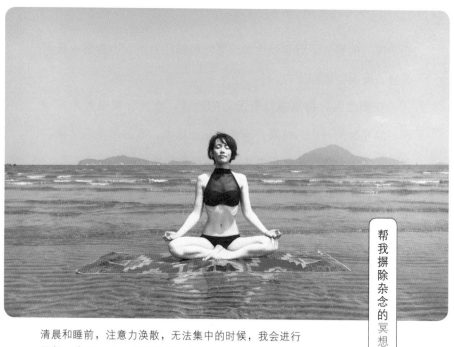

帮我摒除杂念的 冥想

清晨和睡前，注意力涣散，无法集中的时候，我会进行
冥想。盘腿而坐，腰背挺直，手轻轻放在膝盖上，肩
膀不要用力。保持这个姿势，最短1~2分钟，最长10分
钟。心无旁骛，只靠五感去感受，你会发现大脑内的杂
念统统消失了。清晨冥想，行动会变得更有效率；睡前
冥想，能够快速入睡。想要提高注意力，或想要安抚焦
躁的心情时，都可以进行冥想，十分有效。

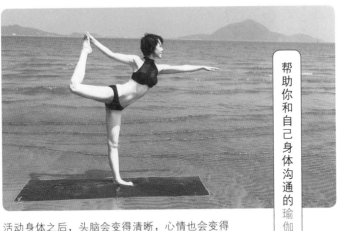

YOGA

帮助你和自己身体沟通的瑜伽

活动身体之后，头脑会变得清晰，心情也会变得愉悦。练瑜伽时，你需要和自己的身体打交道。在紧张和舒缓的反复中，不仅可以放松身心，还能感受到恰到好处的疲劳。所以，这是一段非常舒适、重要的时间。开始练习瑜伽之后，不仅我的体态变好了，而且肩颈酸痛、腰痛和压力过大也有所缓解。

WALKING

一边赏花一边用正确的姿势步行

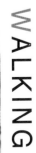

身体要呈一条直线，腰不能向前突出，也不能驼背，还要有意识地聚拢肩胛骨。走的时候步伐要大，后腿要充分蹬地。运动鞋和衣服等如果时尚、好看，步行也会变得开心。我有时候会一边欣赏住宅区各家各户院子里随四季变迁的花，一边步行1小时左右。

发胖习惯 **45**

认为减肥必须靠"努力"才能成功

努力无法一直持续下去

"努力减肥吧！"越是像这样给自己打气的时候，越持续不了多久。因为每天都努力是非常困难的。我也买过高强度的运动DVD，想着"开始努力运动吧"但是从放入DVD播放到开始努力运动，期间的过程太过麻烦，所以这张DVD不久就被我束之高阁了。

养成新的习惯需要时间。而一旦想做的事情需要花费时间，热情就会一点一点消退。另外，如果一件事情必须通过努力才能完成，那么等到生理期前、身体不舒服、情绪低落等无法努力的时候，不可避免地就会在这件事上受挫（参考P140）。

所以，**请选择不用努力也能持续下去的方法减肥**。尝试流行的减肥方法也不是坏事，但要想清楚这种方法是否可以一直持续下去。我想在这个过程中，你应该就会明白它是否适合自己了。如果能把它培养成自己的兴趣，就可以长久地持续下去。

你知道吗？"努力"的背后其实暗藏着陷阱。"努力"是一个主观的概念，所以很容易陷入"自以为努力"的假象。

就拿我来说吧，在饮食习惯、生活一团糟的情况下定期去做美容和练瑜伽（P136），以每2~3周1次的频率提前一站下车步行回家，只是忍着一天没吃零食，心里就觉得已经非常努力了。所以很多人才会有"明明已经努力了，却不见瘦"的感叹。

拥有冷静客观的头脑，才是减肥成功的关键！

发胖习惯 **46**

认为减肥是一个人的事情

一想到不是只有自己在努力，就又能努力下去了

努力减肥时，会希望别人赞扬自己，会想要和别人分享苦乐和想法。美容减肥的一大好处就在于此。美容师一句"做得真好啊"的赞扬，就能让人干劲十足。如果自己一个人无法提高动力的话，就寻找会赞扬自己的努力、会提高自己动力的减肥同伴吧。

以我为例，因为没有一起投身减肥的同伴，所以会在社交平台上搜索"公开减肥""减肥同伴招募中"等话题，然后关注完全不认识的人的减肥账号。对于体重和自己相似，或境遇、品味跟自己相近的人，即便没有见过，也会萌生一种同伴意识，会非常振奋地说："这个人也在努力，所以我也要努力啊！"

减肥成功的人有很多，浏览他们发布的信息后，你会感叹："那么胖的人竟然能变得如此苗条美丽！"而这将有助于你找到成功的感觉。

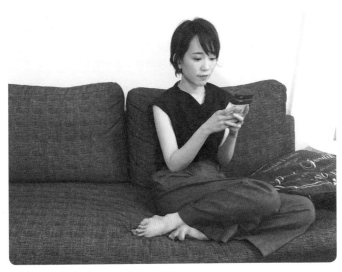

浏览社交平台，幻想瘦身成功后的自己

浏览社交平台时，我经常会有"想要成为这样，想要做XX"的想法。而这无疑提高了我减肥的动力。所以，每当我快要承受不住的时候，就会打开社交平台，开始幻想。

在社交平台上寻找减肥同伴的诀窍

point
1

创建一个减肥专用账号

如果不想让自己有关体重和体形的烦恼被现实生活中的朋友知道，就创建一个减肥专用账号吧。如果是面向陌生人开放的账号，就可以无所顾虑地把体重的增减起伏写上去，烦恼也可以一吐为快。

point
2

寻找自己崇拜的减肥人士，然后关注他

用有关减肥的标签"减肥""健身""肌肉锻炼""产后减肥"等检索，就会出现很多减肥人士的账号。关注拥有理想体形的人、写减肥日记的人、拍照厉害的人、看了之后被深深吸引的人等，有助于提高减肥动力。

point
3

积极地点赞或留言

在社交平台上点赞后，即便是不认识的人也可能反过来给你点赞、留言或关注你，从而成为关系很好的网友。有些甚至会相约私下见面，在现实生活中也成为好朋友。

point
4

公布自己的体重

有了"正在被看"的意识后，减肥的动力就会提升。即便公布了自己体重忽上忽下这样不堪的一面，也没有关系。看的人都拥有相同的烦恼，所以会跟你产生共鸣，或给你提供意见。

point
5

辨别信息的真伪

社交平台虽然有助于提高动力，但上面的信息多如牛毛。请不要一味地模仿，要亲自确认发布者是什么样的人，辨别发布的信息是否正确。

我的信息发布工具

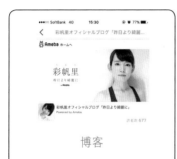

博客

博客上会像自言自语一样发布私人日记和更加核心的内容。也简单明了地对减肥方法做了总结。

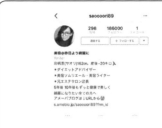

Instagram

Instagram上主要发布减肥信息、我的减肥记录、运动和按摩方法的视频等。正因为有了很多人的点赞和留言，才有了如今的我。所以，今后我还会继续发布实用的信息，希望能够帮到想要变美的人。

经常有人问我"用什么东西好？""有没有推荐的东西？"所以，为了寻找更好的商品，并方便人们直接购买，我开设了"SAORI marche"这个电商网站。站内的产品都是我真心觉得好用的产品，并亲自和它们的制造商联系后放上去的，不存在企业营销或推广的产品。我们平时随意购买的商品，其实都是有故事的，里面蕴藏着生产商的想法和信念。我开设这个网站，也是为了进一步推广有机·纯天然的产品、关怀使用者身体的产品以及为我们孩子的将来和环境考虑的生产商和企业。站内的产品都是我为了由内而外变美丽而实际使用过的产品。这么好的产品，我真心想让大家也体验一下，希望大家都能够变得漂漂亮亮的。

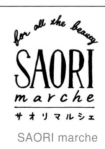

SAORI marche
EC网站

结　语

感谢你购买本书。

一直以来，我内心都怀有很多自卑感，"减肥坚持不下去、意志力薄弱、懒散、吃不了苦"，这样的时刻举不胜举。所以我以前非常讨厌自己。

通过产后成功减去20kg的经历，我明白了很多事。比如饮食的重要性，养成习惯所需要的持续下去的方法，一点一点发生变化的欣喜等。变美这件事除了体重以外，也需要从身体内部开始调理，最重要的是减肥不用那么使劲、那么努力。

另外，随着喜欢的东西越来越多，包括自己的自卑感在内，我活得越来越轻松了！我想，这都有赖于精神上的变化。因为通过这次的减肥经历，我开始能够认可自己了。

"也许有人跟我一样，正在为减肥不顺利而烦恼不已""我是否能够用自己的经验和知识来帮助他们呢？"出于这样的初衷，我开始在社交平台上分享减肥知识。现在，我已经收获了很多粉丝，除了可喜的反响以外，也会收到很多烦恼和想要改变自己的声音。

我希望读者能够尽可能地从自卑感和烦恼中解脱出来，变得更加喜欢自己。从力所能及的事情开始，一点一点变成更好的自己。这就是我的愿望。

最后，我把记录着我现在生活方式的"饮食记录表"放在了下一页，希望能够为大家的减肥和美容提供一个参考。

今后，我会继续以"比昨天更美丽"为主题，通过博客、书、专栏和公司，帮助更多的女性变美，让她们的生活更加丰富多彩。这也是我毕生的课题。

我的这些想法能够以书本的形式出版出来，完全有赖于平日里看我分享的粉丝们、让我的想法落实成形的竹内先生、相泽先生、川岛先生、福田先生、矢部先生以及主妇之友INFOS的各位工作人员。同时，我也要对从众多书籍中选择本书的你，表示由衷的感谢。

本岛彩帆里

饮食记录表　　　　现在的生活方式

起床　6:30
睡觉　24:00

	体重	体脂肪率		水	步行	健身
	46 kg	19 %		1.5 L	30 分钟	10 分钟

卫生间　　大 1 次　　小 9 次　　　浴室　仅冲澡　•　泡澡 10 分钟

现在每天都会大便　　　　　　　　会加入浴盐

时间	饮食	健身 & 美容
7:00	白开水、青汁	一边刷牙，一边做提臀运动
8:00	水煮蛋、有很多食材的味噌汤	送孩子去托儿所的路上做转舌运动
10:00	香草茶 根据身体状况选择饮料	
12:00	1个糙米饭团	办公间隙进行肩胛骨的拉伸
	青花鱼	经常活动臀部，防止臀部僵硬
	沙拉（用盐、亚麻籽油）	
	法国麵包	
14:00	一把坚果	去开会
	咖啡	路上步行30分钟左右
	在加咖啡馆时，可以点冰茶、咖啡、香草茶	（尽可能多走路）
18:00	蔬菜杂烩	接孩子&购物
	煎鸡肉（用香草盐）	沐浴时间 10分钟
	少许十六谷米	哄孩子睡觉，同时慢慢地做核心运动
	沙拉	刷牙时拉伸
	鸡蛋卷	
	调味更加简单了！	

今天做得好的地方	今天做得不够的地方	茶点	理由
做了很多运动！	没能按摩	坚果	补充营养
	所以明天要做		
	不用所有的都很努力		推荐小鱼干、无糖坚果、圣女果等

156

饮食记录表

起床
睡觉

体重 ___kg   体脂肪率 ___%

水 ___L   步行 ___分钟   健身 ___分钟

卫生间 大___次   小___次

浴室 仅冲澡 · 泡澡___分钟

时间	饮食	健身 & 美容

今天做得好的地方	今天做得不够的地方	茶点	理由

157

目标表

START ⟹ ／ ／ ～ ／ ／

目标

体重 _____ kg

体脂肪率 _____ %

- 到什么时候为止?
　_____

- 想有怎样的变化?
　_____

- 想要做什么?
　_____

	上臂	腰围	臀围	大腿	小腿
START____ kg ____%	____cm	____cm	____cm	____cm	____cm
Now ____ kg ____%	____cm	____cm	____cm	____cm	____cm

现在的发胖习惯表

从今天开始想要改变的地方

下一次的犒赏

运动时间

缓减压力&提高动力

图书在版编目（ＣＩＰ）数据

记录式减肥：戒掉发胖的习惯 /（日）本岛彩帆里
著；吴梦迪译. -- 南京：江苏凤凰文艺出版社，
2018.9
　ISBN 978-7-5594-2793-9

　Ⅰ. ①记… Ⅱ. ①本… ②吴… Ⅲ. ①减肥—基本知
识 Ⅳ. ①R161

中国版本图书馆CIP数据核字(2018)第194153号

Hutoru kuse wo yametemita:Anatarashiku Yaseru
© Saori Motojima & Shufunotomo Infos Co., Ltd. 2016
Originally published in Japan by Shufunotomo Infos Co., Ltd.
Translation rights arranged with Shufunotomo Co., Ltd.
Through FORTUNA Co., Ltd.

版权局著作权登记号：图字 10-2018-256

书　　　名　记录式减肥：戒掉发胖的习惯

著　　者　[日]本岛彩帆里
译　　者　吴梦迪
策　　划　快读・慢活
责任编辑　姚　丽
特约编辑　周晓晗
照　　片　川岛裕子
出版发行　江苏凤凰文艺出版社
出版社地址　南京市中央路165号，邮编：210009
出版社网址　http:// www.jswenyi.com
印　　刷　天津联城印刷有限公司
开　　本　880毫米×1230毫米　1/32
印　　张　5
字　　数　84千字
版　　次　2018年9月第1版　2018年9月第1次印刷
标准书号　ISBN 978-7-5594-2793-9
定　　价　68.00元（全二册）

出现印装、质量问题，请致电 010-84775016（免费更换，邮寄到付）